[アサーション・トレーニング講座] 平木典子・沢崎達夫 監修

ナースのための アサーション

平木典子・沢崎達夫・野末聖香 編著

金子書房

ナースのためのアサーション ❀ 目次

装　丁／長尾敦子

アサーションの基礎知識

1　アサーティブな自己表現とは

1●アサーションとは

アサーション（assertion）とは聞き慣れない言葉かもしれません。英和辞典で調べてみると「主張」「断言」などという意味が書いてあります。また、形容詞のアサーティブ（assertive）には「断定的な」「自己主張の強い」などの意味が書かれています。ただ、このアサーションという言葉を辞書通りに「自己主張」という日本語に置き換えてしまうと、どうしても「一方的」だったり「押しつけ的」だったりするニュアンスがつきまとってきます。しかし、これでは本来のアサーションの意味とは異なるものになってしまいます。本来のアサーションの意味とは「自分も相手も大切にした自己表現」ということです。もっと具体的にいえば、「自分の考え、欲求、気持ちなどを率直に、正直に、その場の状況にあった適切な方法で述べること」ということなのです。すなわち、アサーションという言葉には「相手のことも大切にする」という意味があり、「自己主張」という日本語では、その意味が抜け落ちやすいのです。そこで、通常はこの言葉を日本語に訳さずにそのまま「アサーション」あるいは「アサーティブ」と述べ、あえて日本語にする場合には「(さわやかな) 自己表現」と表記することにします。

2 3つのタイプの自己表現

自己表現には3つの種類があります。アサーションを知るためには、そのなかでアサーションとはどんなものを指しているのか、またそれはアサーション以外の表現とどこがどのように違っているのかを理解し、アサーションとアサーション以外の表現との区別ができることが必要です。

攻撃的 (アグレッシブ) な自己表現

攻撃的な自己表現とは、自分は大切にするが、相手を大切にしない自己表現をいいます。自分の意見や考え、気持ちははっきり言い、自分の権利のために自己主張はしますが、相手の意見や気持ちは無視したり、軽視したりするので、結果として相手に自分を押しつけることになります。常に相手を支配し、相手に勝とうと思ったり、相手より優位に立とうとする態度をとります。相手に自分の思い通りになってほしいと思っていますから、相手の犠牲の上に立った自己表現になってしまいます。

ただ、攻撃的という言い方から、大声でどなったり、暴力的にいうことを聞かせるようなイメージをもたれがちですが、それだけでなく、相手の気持ちや欲求を無視して自分勝手な行動をとったり、巧妙に自分の欲求を相手に押しつけたり、操作して相手を自分の思い通りに動かそうとしたりすることも含まれます。

具体的な場面を考えてみます。あなたがスーパーのレジに並んでいたところ、割り込んできた人がいたとします。攻撃的な自己表現をする人は「おい、おまえ、ここはみんな並んでいるんだよ！　後ろに並べよ」などと大声で怒鳴ります。

非主張的（ノン・アサーティブ）な自己表現

非主張的な自己表現とは、相手は大切にするが、自分を大切にしない自己表現をいいます。自分の気持ちや考え、信念を表現しなかったり、し損なったりするために、自分で自分を踏みにじることになります。「非主張的」のなかには自分の気持ちを言わないだけでなく、あいまいに言う、言い訳がましく言う、遠回しに言う、小さな声で言うなども含まれます。すなわち、表現しないことと、表現し損なうことの両方が含まれるわけです。相手に配慮しているようでいて、実は相手に対して率直でなく、自分に対しても不正直な行動です。

この傾向が強い人は、人間関係の主導権を相手に任せ、自分は相手の思いに合わせて、相手の様子をうかがって動く態度になります。日本人は相手を立て察することを期待し合う文化のなかで生きていますので、非主張的な傾向の強い人が多いようです。しかし、この傾向が強くなると、ストレスがたまりやすくなるし、相手から理解されていないという感じになりがちです。

先ほどの割り込みの例でいえば、腹が立つのに、一人でブツブツ言いながら、そのまま我慢してしまっているような場合です。

アサーティブな自己表現

最初に述べたように、自分も相手も大切にした自己表現のことです。自分の気持ちや考え、信念を率直に、正直に、その場に合った適切なやり方で表現します。お互いに大切にし合おうという相互尊重の精神と、相互理解を深めようという精神の現れともいえます。

しかし、アサーティブになれば、自分の欲求が通るというものではありません。お互いの意見や気持ちの相違によって葛藤が起こることもありますが、そこで安易に妥協したりしないで、お互いの意見を出し合って、譲ったり譲られたりしながら歩み寄っていき、それぞれに納得のいく結論を出そうとする、この過程を大事にします。すなわち、葛藤が起こることを覚悟し、葛藤が起きてもそれを引き受けていこうとする気持ちがアサーションの特徴です。話し合いの精神を大事にすることですので、自分が表現するのと同時に相手にも表現するように勧めることもアサーティブなあり方です。この意味で、「聴く」ことも立派なアサーションです。

割り込まれた場合の例ですと、「ここはみなさん、並んでいますから後ろに並んでいただけませんか」と冷静にはっきりと伝えます。

アサーションの考え方では、人間はそれぞれ考え方や感じ方が違っているのは当然であり、また相手はこちらの意図とは違う受け取り方をすることもあると考えています。そして、こうした違いは尊重される必要があります。したがって、まずお互いがその気持ちや考えを率直に表現し合い、それをお互いが大切にし合うことで、お互いが理解し合い、関係を深めていこうとするのです。そういう意味でも、ただ「自分の言いたいことを正々堂々と言う」「相手を傷つけないように自己主張する」だけがアサーションではないことに注意しましょう。

なお、こうした3つのタイプの自己表現は各自がそれぞれすべて行っているのが普通です。それが相手や状況によって変わってくることも知っておいたほうがよいでしょう。

2　アサーティブな自己表現法の歴史的・理論的背景

1　アサーション・トレーニングの起源

アサーション・トレーニング（あるいはアサーティブネス・トレーニング）と呼ばれる自己

表現法の発祥の地はアメリカです。その原型は、対人関係に悩んでいる人や自己表現がうまくできない人のためのカウンセリングの一方法にあります。行動療法と呼ばれるカウンセリングでは、カウンセラーが人の言動に直接働きかけて、より有効な言動の習得を促し、問題や悩みを克服する方法を伝えていきますが、そのなかに、「アサーティブ・トレーニング」があったのです。「アサーティブ・トレーニング」では、非主張的な自己表現をアサーティブな表現に変えることを主として援助していましたが、人の自己表現のパターンを前に述べたアサーティブ、非主張的（ノン・アサーティブ）、攻撃的（アグレッシブ）の三つに分けて考えたのです。発案者は行動療法家のウォルピーだといわれています。

ところが、彼は、非主張的な人の訓練をしていくプロセスで、非主張的な人がアサーティブになろうとすると、時にいきなり攻撃的になることに気づきました。そこで、彼は、アサーティブとアグレッシブの違いを区別することを重視し、非主張的な自己表現も攻撃的な自己表現もアサーティブな自己表現に変えることの必要性を説きました。

この考え方と手法は、一九七〇年代に入って、人種差別撤廃運動のなかで非暴力活動を主張していた人々や、女性差別の犠牲者となっていた女性、フェミニストのカウンセラーたちに注目されはじめました。アサーションの考え方と方法は、被差別者の人権回復と自己信頼の獲得に、そして自己主張をしてこなかった人々の自己表現の方法として役立つことが改めて見直され、認められることになったのです。

一九七〇年には、アルベルティとエモンズ共著の“*Your Perfect Right*”(『あなたの完全な権利』)という本が出版されました。彼らは、とくに人権の視点からアサーションを解説して、アサーションが自己表現の技法としてだけではなく、人の尊厳にかかわる人間のあり方や対人関係の心構えにかかわる基本的な考え方を含んでいることを強調しました。この本は、被差別的立場にいる人々や人権問題に関心のある世界中の人々に読まれて、数年間ベストセラーを続けています。そして、日本でも数年前に訳書が出版されています。

アサーションという考え方は、一九七〇年以後「誰もが自分の考えや気持ちを表現してよい」という表現の自由と権利の視点からとらえなおされ、より広い視野と方法を含んだ一つの訓練法としてまとめあげられ、それが世界にも広がっていったのです。

2 アサーション・トレーニングの広がり

このように一つのまとまった自己表現の訓練法として確立したアサーション・トレーニングは、とくに国連の国際婦人年(一九七五年)をきっかけに、フェミニストによって重要な女性支援の方法として歓迎され、フェミニスト・セラピーのなかにも取り入れられていきました。

一九七五年から一〇年ほど、女性のためのアサーションに関する著書が多く書かれ、多くの女性に読まれ、女性を啓発しました。このころ、日本でもフェミニストによってアサーションの本が訳されています。

ちなみに、私（平木）がアサーションを日本人に適した形に翻案して紹介したのは、一九八一年で、当時、対人関係に悩みはじめた日本の青年と女性に役立つと考えたためでした。ただ、アサーションの考え方と方法に注目したのは、フェミニストだけではありませんでした。ほとんど時を同じくして、多くの人々がこの考え方と方法が、自分たちの仕事に有効であることがわかりはじめました。

第一は、キャリア・カウンセリングの分野です。アメリカはとくに、就職、転職、キャリア・アップの活動が盛んな国ですが、生徒や学生のキャリア・ガイダンス、日本のハローワークのような職業紹介の窓口、転職の相談などで、相当の実力や技術はもっているのに、自己アピールが下手だったり、アサーションができなかったりする人がいて、不利な立場に追い込まれることがわかりました。そんな人々への援助法としてアサーション・トレーニングが活用されていったのです。

日本では、バブルがはじけ、リストラの嵐が吹き荒れるようになって、やっと再就職などのキャリア・カウンセリングと職場の精神保健の向上・維持に産業カウンセラーがアサーションを取り入れはじめています。

アメリカでは、職場でもアサーションは注目されました。自他尊重の自己表現が活発で、自由なやりとりができる職場では、従業員の精神的健康度が高く、またお互いに自発性や創造性が刺激されて、いいアイデアや活発な動きが出るということがわかったのです。また、とくに諸外国との取り引きや外国支店勤務をする人々には、多文化間コミュニケーション訓練の一環としてもアサーションの訓練が取り入れられていきました。この分野では、日本でも外資系の会社の訓練に取り入れられています。また、セクシャルハラスメントの防止、予防にも活用されています。

次にアサーションに関心をもち、積極的にその活用を進めた人々にカウンセラー、医療・看護職、社会福祉職の人々がいます。主として他者の援助にかかわっている人々は、自分たちの仕事のなかで、アサーションができないで人間関係につまずいたり、不本意な立場に立たされたりしている人に多く出会います。アサーションの必要性に気づき、取り入れようとしていざアサーションを学んでみると、他者の援助の方法としてのみならず、自分たち自身にとっても不可欠だということに気づきはじめていきました。つまり、アサーションを伝えるには、まず自らがアサーティブになることの必要を感じたのです。

援助をすることが主たる仕事の職場では、生命にかかわるような仕事、過ちが許されない仕事、緊急を要する仕事、休む間もなく直ちに対応すべき仕事などが多く、命令や要求が次々と出されることが普通です。当然、それらすべてに対応することは不可能なときもあり、無理を続けると、援助者自身の健康や能力に限界がきます。そんな状態を「燃え尽き症候群」と呼んで、援助職への警告が出されましたが、それは他者を援助する人が、実は自分の面倒を見られなくなってはじめて、自分がアサーティブでないことに気づいた姿といえるでしょう。カウンセラー、看護職、幼児・児童虐待などに対応している児童相談所の人々は、常にこの危険にさらされています。とくにこの領域の人々には、「自分の限界を認めてノーを言う権利」を使うことの重要性が指摘されています。

また、学校では、いじめ、暴力、相互の助け合いの欠如、話し合いのスキル向上などにアサーションが認められ、教師自らがアサーティブになることと同時に、子どもたちに「さわやかな自己表現」を伝えることが始まっています。少子化、効率化、自己中心化のなかで、自他尊重の自己表現は、人権教育とともに重要な課題であることは間違いありません。

今後、グローバル化が進み、より複雑化、多様化していく社会のなかで、アサーションは、単に自己表現の方法としてだけでなく、人間の「不完全さ」と「違い」を認める人権尊重のあり方としてもますます重視されていくことでしょう。

沢崎達夫・平木典子

（アサーション・トレーニング講座　監修）

1章

ナースになぜアサーションが必要なのか

1　ナースがアサーティブになれば何が変わるのか

ナースは、医療の現場において、患者、患者の家族、医師、各種医療専門職者、看護助手、事務職員などとコミュニケーションを交わしながら仕事をしています。これらの人々は、それぞれが、それぞれの立場の考え、意見、気持ち、欲求をもっています。意見が異なり葛藤を生じることもしばしばあります。お互いに対する役割期待もさまざまですから、それが食い違うこともあるでしょう。日々あわただしい医療の現場において、食い違いや葛藤が生じたとき、ナースがその調整役になる場合もしばしばです。また、同じナース同士であっても、考え方や意見はそれぞれに異なるわけですから、上司や同僚、部下の間での葛藤も生じます。

私たちナースは、職場の人間関係において期待や要求、考え、意見が食い違うようなとき、それをどのように乗り越えているでしょうか。どのように調整しているでしょうか。いつも誰かの主張だけが優先されることはないでしょうか。いつも誰かが我慢してしまってはいないでしょうか。しこりを残したままになってはいないでしょうか。

葛藤が生じたときには、お互いの考えや要求を表現し、尊重しつつ、歩み寄りを図ることが重要なのですが、実際にはそう簡単にはいかないことも多いものです。たとえば、次の事例について考えてみましょう。

【事例1】 患者の食事介助中に医師から用件を頼まれたAナース

Aナースが昼食の配膳をしていると、ここ数日食欲がなくほとんど食事が摂れなかった患者Bさんが、「今なら食べられそう」と言います。Bさんは手の自由が利かないので、食事介助が必要です。AナースはBさんが食欲を感じているこのタイミングを逃したくないと思い、全員の患者さんの配膳を済ませると急いでBさんの所に行き、食事介助を始めました。すると、間もなくC医師が慌しげにやってきて、他の患者さんの包帯交換をしたいので介助についてほしい、と言います。C医師は手術件数が多く、包帯交換の暇もないほど忙しいため、昼休みの時間を使って包帯交換をすることが、時々ありました。

さて、このような場面で、Aナースはどのように行動するでしょうか。Aナースが元来医師の言うことを優先するような非主張的なナースであったとしたら、どうでしょう。あるいは、日ごろC医師が非常に権威的で、自分の思い通りにならないと怒鳴り散らすような医師だったとしたらどうでしょう。怒鳴られることを恐れて、心のなかではBさんの食事介助を続けたいと思っているのにもかかわらず、Bさんを待たせて、包帯交換の介助につくかもしれません。そして、後になって患者さんに悪いことをした、と自分を責めたり、そのような依頼をした医師が悪いのだと医師を責める気持ちをもつかもしれません。そして、もしもナースが戻ってくるのを待っていたBさんが、食事のタイミングをはずしてしまい、食欲がなくなったとしたら、ますますその気持ちが強くなるでしょう。また、医師にとってみれば、ナースがこの依頼を黙って引き受けたとしたら、昼食時間に包帯交換をすることは別に問題ないことなのだ、と認識してしまうかもしれません。

あるいは逆に、Aナースが患者を大切にする気持ちが強く、自分勝手な医師の態度をあらためなくてはならないと思ったとしたらどうでしょう。C医師に対して「今は昼食の時間なんですよ！　これまで食欲のなかった患者さんがやっと食事ができそうだというのに、先生、何言ってるんですか！」と、一方的に声を荒げてしまうかもしれません。そうすると、その後、医師との間で気まずい思いをするかもしれません。あるいはAナースとしては「してやった」と満足するかもしれませんが、医師は自分の言い分が言えないままになってしまい、Aナースに対するわだかまりを抱き、それ以後Aナースとは話をしたくないと思うかもしれません。

このようなとき、AナースがC医師に対して、患者Bさんの状況について、すなわちBさんにとっては今が食事ができそうな貴重なタイミングであることについて説明し、自分としてはこのタイミングを逃したくないという意向を冷静に伝え、その上で、C医師が忙しいことはわかるが、食事介助が終わるまで包帯交換を待ってもらえないか、と頼んだとしたらどうでしょうか。患者の状況が理解できれば、C医師は待ってくれるかもしれません。しかし、もしもC医師の予定がいっぱいで、C医師にとっても今しか時間がないとしたら、あるいはその包帯交換が緊急性の高い処置であるとしたら、C医師に待ってもらうことは無理かもしれません。そのようなときには、手の空いている他のナースを見つけるとか、C医師の代わりに同じ医師チームの他の医師に包帯交換をしてもらうように頼むこともできるでしょう。C医師の置かれている状況はC医師に聞いてみなければわかりません。ナースにナースの状況や考えがあるように、医師には医師の状況と考えがあるのです。

医師とナースが話し合って、タイミングを逃さず患者の食事介助を続けるための方法を見いだそうと努力するならば、患者であるBさんは医師やナースが本気で自分の食事摂取を支援してくれていると実感できるに違いありません。

このように、ナースが自分自身の考え、気持ち、欲求を確かめ、尊重し、かつ患者や医師の置かれている状況を理解し、彼らの考え、気持ち、欲求を尊重するコミュニケーションができれば、すなわちアサーティブなコミュニケーションができれば、患者にとってより満足のいくケアをすることができるでしょう。ナースがアサーティブにコミュニケーションすることは、患者との信頼関係を築き、より患者のニーズに即したケアを行うことに結びつくのです。さらに、ナースが患者にアサーティブに働きかけることで、患者がアサーティブに自己表現することを促すこともできるのです。

また、自分とは異なる意見をもっている医師、ナース、その他の医療スタッフと率直に意見交換することで、他の人たちの状況や考えをより深く理解することができます。お互いの状況や考えを理解し合うことができれば、何らかの歩み寄りや工夫が図れるでしょう。このような取り組みは、時間もエネルギーも要しますが、それに見合った結果をもたらすことができるのです。そして、医療スタッフ同士が切磋琢磨して、よりよい医療を提供するチーム医療の文化をつくりあげることができるのです。それはまた、ナース自身の仕事に対する意識と自信を高め、ナースのメンタルヘルスを向上させることにもつながります。

反対に、ナースがうまく自己表現できず、コミュニケーションに問題を抱えていると、患者との信頼関係を築くことが難しくなったり、医療スタッフとの関係において誤解を招いたり、相互理解ができずチーム医療を妨げたり、職場の人間関係でトラブルが生じて、業務に支障をきたしたりします。そのようなことが積み重なると、仕事や職場が嫌になり、ナースとしての自信をなくしたり、体調を崩したり、バーンアウトして離職を考える、といったことにもなりかねません。したがって、ナースがよりアサーティブなコミュニケーションを身につけることは、専門職として仕事をしていく上で、職場の人間関係をよりよいものにする上で、そしてよりよい医療サービスを展開する上で、さらに個人としてのメンタルヘルスを高める上で、非常に重要なことなのです。

自己表現には個人差がありますが、ナースは全般的に、アサーティブに自己表現するのが苦手な職種のようです。そして、ナースをアサーティブになりづらくしている状況や背景もあるようです。次に、ナースの自己表現を不自由にしている背景の諸側面について考えてみましょう。

2　ナースはなぜアサーティブになりづらいのか

ナースという職種の人が、他の職種の人に比べてとりわけアサーティブではないかどうかは、比較研究してみなければ何ともいえません。ナースのなかには、もちろんアサーティブに仕事をしている人も大勢います。しかし、ほとんどのナースは、アサーティブでないときもあるけれど、アサーティブにやれるときもある、というのが実際のところでしょう。

とはいえ、ナースには自己表現をする上でいくつかの共通の足かせがあるように思われます。ナースのどのような背景が、自己表現のあり方に影響を及ぼしているのでしょうか。

1　人の役に立ちたいという気持ちが強い

人の役に立つ仕事がしたくてナースの道を選んだ、という人は多いと思います。そのような気持ちをもつことは、ナースとして仕事をする上でとても大切なことです。しかし、その気持ちが強すぎると、自分を抑えて相手を優先するという行動をとってしまいがちです。また、自分にはできないことや引き受けたくないことであっても、嫌とは言えずついつい引き受けてしまいます。あるいは、断るにはどうすればいいかを悩んだり、たとえ断ることができたとしても、断った自分を責めてしまうことになりがちです。

一方、人のために自分のことを我慢したり、無理をしたりすることが続くと、そのストレスがたまり、持ちこたえられなくなります。そして、「こんなにやってあげているのに」「私がどれだけ我慢しているか少しもわかってくれない」と、相手を責める気持ちが強くなり、一転攻撃的になるということもあります。また、相手以外の第三者に八つ当たりをしてしまう、ということも起こります。

また、人の役に立ちたい気持ちが強すぎると、自分が患者のためにと思って看護していても、患者にその成果が見られないようなときに、場合によっては患者を責めるといった行動をとることがあります。人の役に立ちたいという気持ちをもつことはすばらしいことですが、それが裏目に出てしまっては、何にもなりません。

2 患者の権利を重視する

ナースは、職業の特性から、倫理観を高くもつことが要求されています。したがって、基礎教育の段階から、患者の権利を重視しなければならない、ということが強調されます。言うまでもなく、倫理的感性を高め、患者の権利を守ることはきわめて重要なナースの役割です。しかし、それに比べて、基礎教育においても現場においても、ナース自身の権利を守ることも大切であると教えられることは少ないのです。

そのために、患者の権利を守るという意識に比べ、ナース自身の権利を守るという意識が相対的に低くなっているようです。ですから、患者の言動によって自分自身が深く傷ついたとしても、それを表現しません。しかし、表現しないで自分の気持ちを抑えることは、自分の権利を自ら侵してしまうことです。そのようなことが続くと、自尊心が保てなくなり、燃え尽きてしまったり、心身に変調をきたすといった症状を呈することにもなりかねません。

3　共感的なやさしいナースであらねばならない、という気持ちが強い

看護の対象者である患者やその家族は、ナースに対して、何でも受け入れてくれる、わかってくれる、やさしくしてくれるということを期待します。ナース自身も、患者の心に寄り添えるナースでありたいという思いをもっています。しかし、共感的でありたいと思っても、患者の状況によっては共感できないときもあります。そのようなとき、「患者が間違っている」と怒り、攻撃してしまい、後でそのような「やさしくない」自分を過度に責めてしまいます。逆に、やさしいナースであろうとしすぎて、たとえば病院のルールを守らない患者やナースに対して攻撃的な態度をとる患者に対しても、アサーティブに対応できない、といったことになってしまいます。

共感的でなくてはならない、受容的でなくてはならない、やさしいナースでなくてはならない、という気持ちが強いと、自分のなかにわいてきた否定的感情が受け入れられず、抑圧してしまうということが起こります。しかし、自分のなかにわいてきた否定的な感情に気づき、そのような感情がなぜ生じたのかを検討することは、実は患者の気持ちをより深く理解する手が

かりになるのです。

たとえば、病気が思うように回復しない患者が、自分はどうなってもいい、と投げやりな態度を示したとします。患者の回復のために懸命になっているナースにとっては、そのような患者の気持ちが受け入れられず、自暴自棄になっている患者が許せない気持ち、前向きになれない患者を責める気持ち、いらいらした感情などがわいてきます。そのようなとき、自分のなかにわいてきたその気持ちにしっかりと向き合えれば、実は自分の感じていた気持ちは患者の気持ちでもあるということに気づくことができます。そして、いらいらし、無力感を感じて途方にくれている患者の気持ちに心の底から共感することができるのです。

しかし、自分の感情を抑え、こんな否定的な感情を患者に対してもってはいけないと思ってしまうと、患者の深い理解ができないままになり、表面的な取り繕った関係しかできなくなってしまいます。

4 ナースはチームで仕事をする

ナースはほとんどの仕事をチームで行っています。ナースは二四時間患者のそばにいるわけですから、たとえプライマリーナース制（担当ナース制）を取っていたとしても、自分の勤務以外の時間帯は他のナースが担当患者を受け持ち、ケアに当たります。したがって、チームメンバーがいかに協力し合えるか、ということがきわめて重要になります。もともと日本の文化は調和を大切にする文化であり、チームの和を大切にしようとします。協力し合わなければ仕事が進まないので、できるだけ葛藤を起こさずうまくやっていきたい、という気持ちが強くなります。

しかし、和を大切にすることを第一に考え、葛藤を回避しようとすると、さまざまな問題が生じてきます。たとえば、患者のケア方法について話し合っている場では、いろいろな観点から意見を出し合い、よりよいケアを追求することが必要です。ところが、この話し合いの場で、自分は他のナースと違った意見をもっているのにそれを言わないようにしたり、担当ナースの考えに安易に同調してしまうと、患者にとってのよりよいケアが追求できなくなってしまいます。異なる意見を言うことは和を乱すことであると考えたり、その後ギクシャクして仕事がしづらくなるのが嫌だと思って、率直な意見を言い合わなければ、切磋琢磨してよい看護を提供しようという意欲を削ぎ、チームの士気も上がらず、チームとしての協力体制を弱めてしまいます。そして、このようなことが続くと、ナース一人ひとりが主体的に判断したり、自分の考えや判断を相手に伝える力を養うことができなくなってしまうのです。

逆に、主張はするがそれが攻撃的であるために、チームで協力し合う雰囲気を壊してしまうようなナースもいます。たとえば、看護に対する熱意が強いナースのなかには、周囲に批判的で攻撃的になる人がいます。仕事の熱意が強いことはいいことなのですが、自分に厳しいと勢い人にも厳しくなり、自分と同じように熱意をもって仕事をしていないと思うナースに対して、強く非難したり、ばかにしたりするのです。自分の考え方ややり方が正しいという気持ちが強く、相手の言い分や、考え方に耳を傾けることができず、チームから孤立したり、チームとしての力を発揮すべきときに、それができないチームをつくってしまうことになってしまいます。

5　医師ーナース関係は対等な関係である、という意識が薄い

チーム医療が重要であるといわれて久しいのですが、いまだに、医師とナースは対等な関係であるとは言いがたいのが現実です。医師はナースに対して治療上の指示を行いますが、それはあくまでも治療に関する指示の範囲であるはずです。ところが、その他の場面においても指示命令の関係になってしまうことがあります。異職種としてのパートナーシップを結べず、多くのナースは医師との関係は上下関係であると認識し、そのように行動しています。医師のなかには、治療に関係のないことでも、あるいは何か頼みがある場合でも、「命令」する人がいます。そのようなとき、ナースはなかなかアサーティブに対応できません。また、たとえ治療上の指示であったとしても、ナースは指示されたことのなかで専門的な視点から疑問を感じるようなことがあったなら、医師に疑問を伝え、ディスカッションする必要があります。このよ

うなとき、疑問を提示することができなかったとしたら、患者の安全を守る義務を怠ることになってしまいます。そして、その場で言わないで我慢していると、そのストレスがたまり、裏で医師の悪口を言ったり、他の医師に八つ当たりをしたり、突然怒りをぶつけたりすることになってしまいます。

また、医師との関係は対等であるべき、という気持ちが強いがために、逆に医師に対して攻撃的になるということもあります。自分と意見が違う場合など、相手が間違っていると決めつけて、医師の姿勢を正してやる、と意気込み、言い負かそうと戦闘的になってしまうのです。

6　ナースは多忙である

ナースの仕事は煩雑で、内容も多岐にわたっています。患者の健康問題が複雑化多様化し医療技術が急速に進歩しているにもかかわらず、看護のマンパワーはきわめて少ない状態のままです。業務は多忙をきわめており、また近年、医療事故の問題が深刻化するなど、物理的にも心理的にもナースを取り巻く環境は非常に厳しいものになっています。

このようななかで、じっくりとコミュニケーションを交わすということが、いっそう難しくなってきています。たとえば、緊急の場面でナース同士攻撃的な言葉のやりとりをしてしまったとします。それを後で修正しようと思っても、勤務帯が違ってなかなか会えなければ、話し合いのタイミングがつかめないまま、心にしこりを残すことにもなりえます。また、患者と話し合いが必要だと思ってベッドサイドに座っても、引っ切りなしにナースコールが鳴れば、それが気になって患者の話に集中できません。

また、時間がなくて早く結論を出さねばならないとなると、自分の意見を言わないで簡単に引き下がったり、あるいは逆に、無理やり相手に自分の意見を押しつけたり、といったことが起こりがちです。医療現場では、残念ながら自分の気持ちや考えを伝え、相手の気持ちや考えも聴いて、相互を尊重しながら歩み寄りを図る、といったていねいな作業ができづらいときがままあります。時間的な制約も、アサーションを阻むひとつの要因になっているようです。

この章では、ナースをアサーティブになりづらくしている背景について考えてきました。ナースという職業にある人たちの全般的な傾向をあげてみましたが、もちろん一人ひとりの特性があるでしょう。自分はこのような相手には、このような状況ではアサーティブになれるが、このような相手には、このような状況ではアサーティブになれない、といった傾向があるはずです。自分の傾向をふり返ってみて、なぜそのような傾向があるのか、アサーティブになれないことに影響している要因は何なのか、を考えてみましょう。それがよりアサーティブになるための第一歩です。ナースがナース同士で、また他の職種の人たちとアサーティブにコミュニケートできれば、たとえ葛藤が生じたとしても、それを乗り越えることができます。さまざまな意見を出し合い、知恵を絞り、協力して患者にとってのよりよい医療を提供することができます。そして、患者やその家族とアサーティブにかかわることができれば、患者や家族との相互理解が深まり、お互いに納得した治療や看護を進めることができるでしょう。

次章では、ナースが医療現場でどのようなコミュニケーションをする傾向にあるのか、コミュニケーションの対象ごとに、非主張的、攻撃的になる傾向について、事例をあげながらみていきたいと思います。

（野末聖香）

2章

医療現場でのコミュニケーションの特徴

一般的に、ナースのように人を援助する職業についている人は、アサーティブになりづらい傾向にある、といわれています。対人援助職につく人たちは、人の役に立ちたいという気持ちが強いために、自分を抑えて相手を優先しがちで、非主張的になりやすく、また、時にそうした我慢が高じて攻撃的になることもあります。また、葛藤の強い場面や、問題解決を図ることが必要な場面でのコミュニケーションが苦手であるといわれています。さらに、ナースは医師との関係で自己主張しにくく、葛藤を抱えやすいということが指摘されています。

ナースは医療現場でどのようなコミュニケーションをする傾向があるのでしょうか。どのようなときにアサーティブになれないのでしょうか。この章では、ナースが、患者、医師、ナース仲間といった人たちとのコミュニケーションの場面で、非主張的になりがちな場合、攻撃的になりがちな場合について事例をあげながら、みていきましょう。そしてそれぞれの事例を通して、ナースの自己表現の特徴や傾向を探ってみたいと思います。読者のみなさまは、自分の体験に照らしながら、事例を読み進めてみてください。自分の自己表現の特徴や傾向に気づく手がかりが見つかるのではないでしょうか。

なお、この章ではアサーティブな自己表現が難しかった事例をあげますが、それらの事例は4章でも再び取り上げます。4章では、それらの場面でよりアサーティブに自己表現するにはどうしたらいいかについて、具体的な提案をしたいと思います。

1 患者に対してアサーティブに自己表現できないとき

1 非主張的なコミュニケーション

ナースが患者に対して非主張的になるのはどのようなときでしょうか。また、ナースが非主張的になると、どのような事態に陥るのでしょうか。

全般的に、ナースは、すぐに怒鳴る患者、一方的に権利を主張する患者、ナースに何かと文句を言う患者に対して、非主張的になる傾向があるようです。そのような攻撃的な患者に対して、患者の怒りを恐れて腫れ物に触るように接したり、何でも言いなりになってしまったり、患者としてきちんと守ってほしいようなこと、約束してほしいようなことがあっても、なかなかそれが言えない、ということが起こりがちです。事例をみてみましょう。

【事例2】　いつも患者に怒鳴られ、それを我慢しているナース

一年目のナースDさんは、受け持ち患者のEさんからいつも怒鳴られていました。Eさんは下半身の麻痺があり、思うように身体を動かすことができません。それで、身体の向きを変えるときには、ナースの手助けが必要です。DナースもEさんの体位変換をするのですが、Dナースが身体の向きを変えようとすると、Eさんは、

「痛いよ！　何度言ったら俺の言うようなやり方でやれるようになるんだ。ばかだな！」

と、眉間にしわを寄せて怒鳴ります。他のナースには、それほどきつくは言わないようで、Dナースは自分だけが怒鳴られることを悩んでいました。先輩がDナースに声をかけると、Dナースは、

「私は、患者さんをケアするどころか、私がかかわることでかえって患者さんをいらいらさせてしまうんです。体位変換もなかなか上手にできません。患者さんに怒鳴られると、とてもつらいです。怖くなって逃げ出してしまいたいほどです。でも、相手は患者さんなのだし、私が悪いのだから、怒鳴られても我慢して、ケアしなければならないと思います」

と、言いました。

Dナースは、患者さんから怒鳴られるのが嫌で、怖くて、ついおどおどした態度になり、言われることは何でもその通りにやるようになりました。そして、日が経つほどにDナースは、

Eさんの部屋に行くのが嫌でたまらなくなり、今では受け持ちナースを続けることが耐え切れなくなってきています。

この事例では、Dナースは、患者から「ばかだな！」と怒鳴られています。患者がそのような態度をとるのは、自分の未熟なケアのせいだと思っています。そして、自分のせいで患者をいらいらさせている、と自分を責めています。確かに、Dさんは体位変換の技術が未熟かもしれません。しかし、だからといって「ばかだな！」と言われることまで我慢しなければならないのでしょうか。ナースも一人の人間であり、人として尊重される権利があります。Dナースは自分が悪いのだから、と怒鳴られ、ばかにされたことを自分のせいにしています。しかし、Dナースの心のなかには、自分では気づかないEさんに対する怒りの気持ちもあります。実はEさんに対して否定的な気持ちをもっているのですが、その気持ちには蓋をしているようです。そして、その気持ちを自分自身に向け変えて、ナースとしての自分を否定してしまっているようです。

ナースは、患者に対して否定的な気持ちを抱くことを、よしとしないところがあります。患者を悪く思う気持ちをもつことに、罪悪感を感じます。したがって、そのような気持ちを抑えつけてしまいがちです。しかし、そうすると、心のなかで起こっていることを整理して、相手とコミュニケーションすることができなくなってしまうのです。ですからDナースは、一生懸命Eさんのケアをしなくてはならない、と自分の背中を押しながらも、Eさんのところに行きたくないという裏腹な気持ちを抱くことになってしまったのです。

【事例3】　患者のマッサージをなかなか終えられないナース

下肢の浮腫が著明で、倦怠感の強い患者のFさん。ナースがマッサージをしてみると、とても楽になると喜んでくれました。それで、マッサージをケアのひとつに組み入れることにしました。ところが、マッサージを始めると、Fさんは自分から「もういいです」とは決して言いません。ナースが手を離すと、「もう終わりなの？」と不満気な様子です。それで、しぶしぶ続け、時にはマッサージが一時間以上続くこともありました。

そうすると、他の仕事のことが気になっていらいらしてきます。そのようなことが続くうちに、ナースのなかに、「こんなにやってあげているのに、自分の欲求ばかり言って、わがままな人だ」「忙しいなかでマッサージをやっている、ということをちっともわからない鈍感な人」といった、患者さんを責める気持ちがわいてきました。しかし、どうしても途中で切り上げることができず、マッサージに行く前に同僚に「一五分くらいしたら呼びに来て」と頼むようになってしまいました。

ナースのなかには、患者から頼まれたことはなかなか断れない、あるいは断るときどう断ったらいいのかわからない、という人は多いようです。そして、つい我慢してしまい、心のなかに不満や、怒りをため込むことになってしまうのです。

2　攻撃的なコミュニケーション

同じように患者のために役に立ちたい気持ちをもっていても、逆に自己表現が攻撃的になってしまう場合もあります。次の事例などがその典型といえるでしょう。

【事例4】　隠れて間食をしていた糖尿病患者を怒鳴ったナース

なかなか食事制限が守れない糖尿病の患者Gさん。Gさんは、教育入院と呼ばれる入院、すなわち、糖尿病という病気や治療法について、運動や食事の仕方、インシュリンの使用方法などを学ぶための入院をしているのですが、時々こっそり売店でお菓子を買って食べています。今日も売店で煎餅を買っているところを病棟のナースに見つかってしまいました。見つけたナースは、担当ナースのHさんにそのことを伝えました。

Hナースは早速Gさんのところへ行き、次のようにまくし立てました。

「Gさん、糖尿病が悪くなってもいいんですか？　そうならないために、食事をどうしたらいいか、インシュリンをどう使ったらいいか、勉強しに来たのでしょう？　私たちナースはあなたのためを思って、糖尿病のことや食事療法のことなどを教えているわけですよね。それなのに、あなた自身が食事制限を守らなかったら、一体私たちは何のために教えているのかわからないじゃないですか。同じことを何度言えばいいのですか。やる気がないのなら退院してもらいますよ！」

この事例のHナースは、担当ナースとして、これまでGさんのために熱心に教育プログラムを立て、それを実施してきました。だから、Gさんが自分の期待に反して、隠れて間食しているということがわかり、自分のやってきたことが無意味だったような、患者さんに裏切られたような気がしたのでしょう。だからこのようにまくし立てたい気持ちもわかります。

しかし、GさんにはGさんの気持ちがあります。こそこそ隠れて食べているくらいですから、悪いことをしている、ということはGさんにもわかっているのです。HナースがそのようなGさんの葛藤に耳を傾けることができれば、Gさんの気持ちがより理解でき、何らかの方向性が見つかるかもしれません。

Hナースのように、「患者のため」という気持ちが強く、仕事に対する責任感が強いと、患者が期待した通りにならないことが受け容れにくくなる場合もあります。そして、患者の気持ちを理解しようとすることよりも先に、失望感や怒りを患者にぶつけてしまい、患者を強く攻撃してしまいます。

また、もともと性格が攻撃的であるナースもいます。そのようなナースは共感的に患者を受けとめることが苦手です。多くの場面で、患者の立場で話を聴くことができず、患者を一方的に非難したり、説教がましくなったり、ナースの意見を押しつけたりします。そうすると、患者は「わかってもらった」という気持ちになれないので、お互いに理解が進まず、事態が進展しません。もちろん、患者とナースの信頼関係を築くことなど、できなくなってしまいます。

【事例5】　ナースコールが頻回な患者に声を荒げたナース

ナースコールが頻回な患者さんがいました。急いで行ってみると「ティッシュをとって」とか「布団をかけて」といったような、自分でもできる些細な用事を頼みます。ナースは「まったく、困った人だ」と思いながらも、それをしてあげていました。しかし、そんなことが続くうちにいらいらがつのってきて、ある日、「自分でできることは、自分でしてください！」と、患者さんに声を荒げてしまいました。

このように、言いたいことがあっても我慢し続けていると、ある日我慢が高じて爆発してしまうということになりかねません。

2　医師に対してアサーティブに自己表現できないとき

医師はナースに対して、治療に関する指示を行います。そして、ナースは医師の指示によって医療行為を行います。投薬や、さまざまな処置などがそうです。ところが医師のなかには、治療以外のことであっても、ナースに対して指示的、命令的で、権威的な人がいます。頼みごとなのに命令的な口調で指示したり、本来自分でするべき準備や後始末、時には個人的な用件でさえ、当然のごとくナースにやらせる医師もいます。看護教育においては、医師とナースの関係を「車の両輪」と表現することが多いのですが、残念ながら実際には、対等なパートナーとしての関係が築けていない場合が、まだまだ多いようです。また、そのような関係のひずみから、逆に医師に対して非常に攻撃的になるナースもいます。

まずは、非主張的な自己表現になってしまいがちな状況についてみてみましょう。

1　非主張的なコミュニケーション

【事例6】　患者の気持ちを医師に伝えられないナース

患者のIさんが、自分の病状や今後の治療方針を医師に聞きたがっていました。Iさんは「先生が最近来てくれない。私の病気は悪い病気だから、さじを投げているのではないのか」と、不安を強めていました。Jナースは、患者さんの気持ちがわかり、主治医であるK医師にIさんの気持ちを伝える必要があると考えました。しかし、K医師は怒りっぽく、以前にも別の患者さんのことについて話をしたときに「ナースが口を出すな」と怒鳴られた経験があり、苦手意識がありました。ですから、K医師に対して「患者さんと話す時間をとってほしい」と言えずに悩んでいました。

Jナースは命令的な医師に対して、自分の意見を言うのが苦手です。医師を批判していると受けとられるのではないかと思うと、奥歯に物のはさまったような言い方をしてしまい、結局言いたいことが伝わらないこともよくあります。今回も、K医師の気に触るようなことを言ってしまって、もめごとになってはたいへんだ、という気持ちが勝ってしまったのです。

さて、ナースはどのようなとき、医師に対して非主張的になるのでしょうか。ひとつの傾向として、ナースは権威的で命令的な医師に対して、非主張的に対応することが多いようです。自分の気持ちや言いたいことを抑えて、医師の言う通りにしてしまいます。本当は反対の意見や断りたい気持ちがあるときでも、それをこらえて、医師の意見や命令に従ってしまいます。どうせ言っても聞いてもらえない、と最初からあきらめている場合もあるでしょう。なかには、医師の言う通りにしていれば間違いないと考えて、最初から医師に判断を任せてしまい、自分で考えたり、判断したりしない人も、残念ながらいるようです。

長い間医師の判断や意見にだけ頼って、ナースとしての判断や意思決定をしないで仕事をしていると、あるいは、違う意見を言っても抑えつけられてきた体験を積み重ねると、自己表現する「自分」の考えや欲求を、最初からもたなくなってしまう、ということも起こります。

以前、筆者が参加した医師とナースの合同カンファレンスの場で、あるナースが医師に「先生、この患者さんの看護目標は何でしょうか?」と質問したことがあります。それを聞いて、たいへん残念に思いました。看護の目標まで異職種である医師に指示を仰ぐというのは、いかがなものでしょうか。「自分はどう考えるか」がないかぎり、アサーションはできないのです。

2　攻撃的なコミュニケーション

今度は、医師に対して攻撃的になる場合をみてみましょう。

【事例7】　患者の意にそわず退院を決めた医師を責める主任

日ごろから仕事熱心で、患者のためを思う気持ちが強いL主任。病棟では看護師長とともに患者の入退院の調整をしています。ある日、患者Mさんの主治医から退院の話が出ました。Mさんは大腸がんで手術を受け、人工肛門を造った患者さんです。がんの発見から手術までの期間が短かったこともあり、手術後三週間あまり経ちますが、Mさんはまだ自分の人工肛門を見ることができません。L主任は、Mさんが人工肛門を自分でケアできるようになるまで入院させていたいと考えていました。Mさんも、妻が働きに出ているので、もうしばらく入院していたいと希望していました。しかし主治医は、患者の術後の経過は順調であり、外来に通いながら自宅で療養できると判断し、Mさんに三日後の退院を伝えました。その話を聞いたL主任は、ナースステーションにいた主治医に声を荒げてこう言いました。

「先生は、Mさんの今の状況がわかっているんですか？　Mさんは、まだ病気が受け入れられていないんですよ。自分の人工肛門もまだ見られないほどです。それなのに、退院させるのですか？　昼間は自宅に一人なんですよ。もう少し患者さんの身になって考えてあげたらどうなんですか！」

L主任がMさんのことを心配している気持ちはよくわかります。確かに主治医は、Mさんがまだ自分で人工肛門のケアができないような状況なのだから、Mさんに直接退院の話をする前に、他の医療スタッフに相談することが必要だったでしょう。しかし、それをしなかったからといって、一方的に主治医を責めるようなことではありません。主治医には主治医の考え方があるのです。L主任は、主治医のやり方は間違ったものであり、その医師としてのあり方は非難されるべきものであると思い、攻撃しています。これでは主治医も態度を硬化して、建設的な話し合いができなくなってしまうでしょう。

【事例8】　疼痛コントロールの仕方について医師を責めるナース

がんの末期で疼痛コントロールが難しい患者さんがいました。患者さんは常に痛みを訴えています。担当のNナースは、麻薬の量を増やしたほうがいいのではないかと考え、主治医に「麻薬を増やしてはどうでしょうか」と提案しました。すると医師は「増やすつもりはない」と言います。Nさんはカーッとして、

「先生、患者さんはとても痛がっているんですよ。先生は患者さんのことをちゃんと考えているんですか！」

と、大声をあげて、医師に詰め寄ってしまいました。

前述したように、医師のなかには権威的で攻撃的な人がいます。攻撃的で命令的な医師に対して、なかなか意見が言えず、ストレスをため込んでいる非主張的なナースが、あるとき我慢が高じて、突然強い口調でその医師を攻撃する、ということがあります。また、日ごろ権威的な医師に対してもっている気持ちを、権威的ではない他の医師に向け変えてぶつけることがあります。いわゆる、八つ当たりです。また、直接当人に言わないで、裏でその医師の悪口を言うこともあります。それで少しは気が晴れるかもしれませんが、そのような場で表現しても、結局、その医師に自分の考えていることや不満に思っていることなどは伝わらないので、現実的な問題解決には結びつきません。

また、ナースのなかには、LナースやNナースのように患者のためを思う気持ち、医師とはこうあるべきだという気持ちが強いために、そうではない医師の言葉や態度を目の当たりにすると、強い怒りを感じ、その姿勢を正してやるべく、一方的に医師を非難する、という人もいるようです。しかし、それではチームでよい医療を提供する、といった風土をつくれなくなってしまいます。

3　ナースに対してアサーティブに自己表現できないとき

さて、同じナース同士ではお互いにどのような自己表現をしているのでしょうか。ナース同士といっても、看護師長とスタッフといった上司－部下関係や、同僚関係などがあり、同僚といっても、先輩－後輩関係、同期のナース同士の関係などがあります。ナース同士のコミュニケーションにおいてアサーティブになれない状況を、事例をあげながらみてみたいと思います。

1　非主張的なコミュニケーション

まず、ナース間で起こる非主張的なコミュニケーションの事例をみてみましょう。

【事例9】　自分の提案に反対するベテランナースに反論できない新任師長

看護師長に昇格したOさんは、内科病棟に配属されました。初めての師長の仕事に戸惑いながらも、よりよい病棟にするために張り切っていました。師長業務にも少しずつ慣れてきたある日、O師長は病棟カンファレンスで、病棟改善のひとつとして、朝の申し送りの大幅な時間短縮を提案しました。申し送りの時間が長いことが、午前中の業務を圧迫していると考えたからです。実際、前に働いていた病棟でそのやり方を取り入れ、うまくいった経験もあります。

すると、スタッフの一人でこの内科病棟に一五年間勤務しているベテランナースPさんが、厳しい口調でこう言いました。

「申し送りの時間は私たちにとって大事な情報交換の場なんです。ゆっくり患者さんの話をする時間は他にはなかなかとれないのです。O師長はこの病棟のことがまだよくわからないのに、前にいた病棟のやり方を私たちに押しつけないでください」

O師長は、

「押しつけるつもりはないのよ。朝の申し送りを短くすれば、その分、看護業務に時間を割くことができると思って提案したの」

と、言いましたが、Pナースは、

「私たちはこれでいいと思っていますから」

と、聞く耳をもたない様子です。

Pナースは長年この病棟で働いていて、スタッフにも信頼されています。O師長は、もう少し自分の考えを言いたかったのですが、Ｐナースの強い態度に押され、それが言えないままカンファレンスを終えました。

この事例は、新任師長とベテランナースとの間で起こった葛藤の場面です。Ｏ師長は、師長としては新人であり、内科病棟に配属されて間もない師長です。これに対しＰナースは、この病棟のなかで起こるさまざまなことに精通し、スタッフにも信頼され、リーダーシップを発揮しています。Ｏ師長は、そのようなＰナースと対立関係になりたくない、と思いました。また、他のスタッフもＰナース同様反対の意見をもっていれば、他のスタッフも自分を受け入れてくれないのではないか、と不安になりました。そのため、Ｏ師長は自分の意見をそれ以上言うことを抑えてしまったのです。

しかし、いくら新任だとはいえ、その病棟の師長です。また、師長がそのような提案をしたのは、ナースにとっても、患者にとってもよりよいやり方であると考えたからであり、よりよいやり方に改善したいという気持ちはスタッフも同じはずです。また、外から来た者だからこそ、気づく問題もあります。ですからＯ師長が自分の意見を言わなければ、結局提案に対する意気込みもその程度であったのか、と思われても仕方ありません。

【事例10】 看護師長から休暇を返上してほしいと頼まれ、断れないナース

病棟に病欠者が出たので休みを希望していた日に勤務についてほしい、と師長から頼まれました。しかし、その日は一人娘の小学生最後の運動会の日でした。ここ数年、運動会の日に勤務の都合がつけられず、見に行ってあげられなかったので、娘から「お母さん、今年こそは絶対見に来てね」と、言われていました。自分としても、娘の小学生最後の運動会であり、娘の姿をこの目で見たくて、何としても応援に行きたいと思っていました。しかし、今の病棟は、中途退職者が出たまま少ない人数でやりくりしている状況です。自分が休みを返上せず少ない人数での勤務になれば、他のナースがたいへんになるし、その分患者さんにしわ寄せがいくことになります。師長が困っているのもよくわかります。しかし、今年はどうしても運動会に行きたいので、いっそのこと「夫が行けないから自分が行くしかない」といった理由をつければうまく断れるかな、とも思いました。しかし、そう言えば言ったで後ろめたい気持ちになりそうです。悩んだ末、結局、断りきれず勤務を引き受けてしまいました。そして、娘のがっかりした様子が目に浮かび、憂うつな気持ちになりました。

このように、業務のこと、患者さんのことを考えると、なかなか自分の都合を主張することができず、しぶしぶ依頼を引き受けてしまう、といった体験をもつ人は多いのではないでしょ

うか。

2　攻撃的なコミュニケーション

次は、ナース同士の関係のなかで起こる攻撃的なコミュニケーションの事例です。

【事例11】　期待通りにできない新人に皮肉を言うプリセプター

Qナースは、経験三年目のナースです。今年初めてプリセプターとして新人教育を行っています。プリセプターとは、新人ナースを受け持って、一対一で教育する先輩ナースのことです。Qナースが新人Rナースの指導を始めて一か月が経ちました。Rナースは他の新人ナースに比べて仕事がなかなか覚えられません。処置のときに使う物品を何度も準備し忘れるし、仕事の手際も悪いのです。これまでQナースは、Rナースを過度に緊張させないように気を遣ってきました。叱ると小さくなって、よけいにうまくいかないので、あまり叱らないようにも配慮してきました。

しかし、一か月も経つと我慢も限界に近くなってきました。他のスタッフから「新人をちゃんと指導しているの?」と言われ、自分は気を遣って一生懸命指導しているのに、何でこんな思いをしなければならないのか、腹が立ってきたのです。そしてこのごろでは、Rナースが小声で質問するとわざと聞こえないふりをしたり、怒りっぽい医師の処置介助を担当させたり、「こんな仕事の仕方をしていても給料がもらえる人がいるんだあ。いいわねえ」と、皮肉っぽくつぶやいたりするようになりました。そして、そういう態度をとった後は、いつも自己嫌悪に陥るのでした。

この事例は、期待した通りにできない新人ナースに対して攻撃的に対応する先輩ナースの事例です。Qナースは、言葉を荒げたり、怒鳴ったりはしませんが、無視する、相手を自分の思い通りに動かそうとする、皮肉を言う、といった形で新人のRナースを攻撃しています。プリセプターシップでは、一対一で指導するので、新人が成長しないとプリセプターが周囲から責められる、ということはよくあることです。そういう意味で、Qナースはたいへんです。孤独な気持ちにもなります。Qナースは、当初Rナースを気遣い、ていねいに指導していましたが、思うように成長しません。一か月が過ぎ、たまったストレスをこのような形で表現してしまったのです。

Qナースは、いい先輩であろうとして、よくがんばってきました。しかし、思うようにならない新人をみるにつけ、自分ががんばっているだけに、よけいにいらいらしているようです。このように、新人指導において、新人もプリセプターもどちらもつらい状況に陥っている、ということが、しばしば起こっているようです。

【事例12】　怒鳴った看護師長に反論できず、その後攻撃的になった主任

師長と主任が、新年度を迎えるにあたって、病棟の目標について話し合いをしていました。師長の提案に対して、主任が別の発言をすると、師長が、

「私の考え方に反対なの？　これまでその方向で話し合ってきたでしょう。どういうつもり⁉」

と、ナースステーション内に響きわたるような声で言いました。主任は、ただ自分の考えを提案しただけのつもりだったので、師長から突然怒りを向けられ、びっくりしました。皆の前で怒鳴られ、情けなくて悔しい気持ちになったのですが、そのときは何も言えませんでした。

それから師長を避けるようになり、無視したり、声をかけられても「今忙しいですから」と立ち去ったりするようになりました。また、主任としての意見を聞かれても「どうせ師長の好きなようにお決めになるんでしょう」と皮肉を言ったり、師長に提出する研修レポートの期日を守らないなど、ついつい反抗的な態度をとってしまうのでした。

相手から突然不当な怒りをぶつけられると、萎縮して非主張的になってしまうことがあるで

しょう。そのときに適切に自己表現できないと、この事例のように後でそれがしこりとなって攻撃的な態度に転じてしまう、というのはよくあるようです。

4　医療チームにおいてアサーティブに自己表現できないとき

これまでは、二者関係におけるコミュニケーション場面を例にあげ、ナースがアサーティブになれない状況をみてきました。次に、複数の人たちの間でのコミュニケーションについて考えたいと思います。

ナースは職場において、複数の職種の人たちとのなかで起こるコミュニケーションの問題で悩むことが多いようです。というのは、ナースは二四時間患者の近くにおり、また医療の流れ全体を切り盛りする役割をとっているため、医療職者、患者、家族の間での調整役となることが多いからです。医療の現場では、チーム医療が重要であるといわれて久しいのですが、実際に諸職種が対等な立場で、相互を尊重し、緊密なコミュニケーションを図りながら医療に当たっているところはまだ少ないというのが現状でしょう。

ここで、医療チームにおけるナースの自己表現の問題について、事例をあげて考えてみたいと思います。

1　非主張的なコミュニケーション

【事例13】　検査を拒否した患者への対応を主任に任せた担当ナース

ＣＴ検査の時間が迫っているにもかかわらず、患者のＳさんが、検査を受けたくない、と言い出しました。担当のＴナースがＳさんに理由を尋ねると、Ｓさんは、

「検査続きで疲れてしまった。痩せてしまって体力もないというのに、入院してから検査ばかり。うんざりだ。もうこれ以上検査は受けたくない」

と、言います。Ｓさんはこのところ沈みがちでぐったりしており、確かに疲労困憊しているようでした。ＴナースはそんなＳさんの様子が気になっていました。急いで外来診察中の主治医に連絡すると、主治医は、

「検査結果を見て治療方針を再検討したいから、予定通り検査する。患者を説得してくれ」

と、言います。検査室からは、

「どちらにするのか早く決めてください」

と、催促の電話がきました。今日検査をキャンセルしたら次にいつ検査が入れられるかわからない、ということでした。主任に相談すると、

「とにかく今日は予定通りに検査を受けるように患者さんに言いなさい」

と、言います。Tナースは再びSさんのところへ行き、検査を受けるように促すと、Sさんは、

「Tさんなら私の気持ちがわかってくれると思ったのに……」

と、背中を向けてしまいました。

Tナースとしては、Sさんの気持ちを大事にしたいと思っています。しかし、医師が病状を把握したい気持ちもわかります。検査室はいつも予約がいっぱいで、検査技師も検査を段取りよく進めたいはずです。また、もしもSさんの気が変わって検査を受けたくなってもすぐに対応できないとすると、ここで検査を延ばすのがSさんにとって得策ではないようにも思います。誰の気持ちも、立場も、よくわかり、Tナースは困り果ててしまいました。結局、対応を主任に任せ、主任がSさんを説得し、時間遅れで検査を受けることになりました。Tナースは、Sさんを検査室に案内する道々、どう声をかけていいかわからず、黙ったままでいるしかできませんでした。

医療の現場では、時間が勝負といった状況でいろいろなことがどんどん進みます。そのよう

ななかで、患者さんの細かな希望にそったり、融通を利かせたりすることが難しいこともしばしばあります。医療職者も忙しく働いていて、お互いに困りごとを相談したり、話し合ったりする時間もままなりません。ナースが、患者さん個々の状況や気持ちに細やかに対応したいと思えば思うほど、時間的制約、多職種間の考え方の違いによる葛藤に悩むことになります。そしてつい、他者に対応をゆだねてしまったり、本意でない選択にも目をつぶるしかない、と思ったりするのです。

【事例14】　多職種会議で発言できない代表ナース

多職種で集まって、乳がんの部分切除術を受ける患者さんのクリティカルパスを作成することになりました。クリティカルパスとは、効率的に診療・ケアを行うための医療のスケジュール表のことです。医師、ナース、薬剤師、理学療法士、放射線技師、臨床検査技師、医事課職員などがメンバーです。

ある日のテーマは、術後のリハビリテーションについてでした。このテーマは、以前にも看護チームと理学療法士との間で意見のくい違いがあり、最終合意に至らなかったテーマでした。Uさんは看護チームの代表として会議に参加していたのですが、会議の場ではどうしても理学療法士の意見に同調してしまいがちでした。というのは、他の参加者が全員、理学療法士の意見に賛成したからです。
病棟に戻って看護チームのメンバーに会議の結果を報告すると、「そんなのおかしい」と言われ、「今度はしっかり意見を言ってきてね」と、次の会議に送り出されてしまいました。Uさんは、今度こそ看護チームの代表としてがんばろう、と意気込んで参加したのですが、理学療法士に専門用語を使って反論され、またもや意見を引っ込めてしまいました。理学療法士には、日ごろ患者さんのリハビリの時間を変更してもらうなど助けてもらうことが多いので、あまり対立したくない、という気持ちにもなります。このようなことが続くうちに会議の前になると腹痛など身体症状が現れるようになり、会議に参加するのが苦痛でたまらなくなりました。

会議にナースの代表として出席するようなとき、ナース仲間の意見を伝えることはもちろん必要ですが、他職種の意見もよく聴き、その場で自分で考え、判断することもまた重要です。ところが、Uさんのように、自分は看護チームの代表なのだからナースの意見を通さなくてはならないと思い、同時に理学療法士と意見が対立して関係が悪化するのは嫌だと思うと、結局どんな意見も言えなくなってしまいます。多職種会議でも、看護チームカンファレンスでも、その場の主な意見に同調してしまう、ということになるのです。このような状態が続くと、自分自身の意見はどんな意見なのかさえ、わからなくなってしまうでしょう。

2　攻撃的なコミュニケーション

【事例15】　医師に怒鳴られ、助手を怒鳴ったナース

緊急入院があり、至急で血液検査が行われました。検体を検査室に持って行かなければなりません。そこでVナースは、看護助手に、「この検体を検査室に持って行ってください」と依頼しました。

その二〇分後、主治医が検査室に検査結果を問い合わせたところ、検査室からは「まだ検体が届いていませんが」との返答。Vナースは主治医から「まだ血液が検査室に行ってないじゃないか？　採血してから何分経っていると思うんだ！」と怒鳴られてしまいました。

Vナースは検体を持って行くように頼んだ助手を急いで探し、検体を持って行ったのかどうか確認してみると、助手は、「今やっている仕事が終わってから持って行こうと思っていたんです」と言います。思わず、「緊急入院だから、急いで持って行くに決まってるでしょう。そのくらいのこともわからないの！」と、大声をあげてしまいました。助手が、「でも、緊急で、とは言われなかったので……」と言うので、「そのくらい気を利かせれば、すぐわかるでしょう！」と、さらに声を荒げてしまいました。

緊急に対処しなくてはならないときには、相手に状況をていねいに伝えたり、お願いしたりすることができない場合もあるでしょう。そうすると、言いたいことがきちんと伝わらず、そのコミュニケーションのずれが、結果的に緊急対応を遅らせることになったりもします。緊急時は、多職種で役割を分担しながら仕事を進めます。お互いの役割を確認しつつ、自分の仕事を遂行するためには、急いでいてもしっかりと意志を伝え合うことが必要なのです。

この章では、ナースが医療現場でどのような自己表現をする傾向にあるのか、とくにアサーティブに自己表現できないとき、すなわち非主張的自己表現、攻撃的自己表現に焦点を当て、その特徴をみてきました。もちろん、アサーティブに自己表現することで、いいケアや人間関係を展開している場面もたくさんあるでしょう。本章の事例を、アサーティブに自己表現できるときと比較しながら読んでいただくと、非主張的になりがちなとき、あるいは攻撃的になりがちなときの特徴が見えやすいのではないでしょうか。

筆者は、ナースを対象にアサーションの研修を行うことがあります。その研修のなかで「職場における自分の自己表現の傾向は?」と尋ねてみるのですが、全般的な傾向として参加者の七割から多いときは九割くらいの人が「非主張的」と答えます。研修の参加者は自己表現の課題を抱えているから研修に来たのだから、「アサーティブでない」と答える人が多いのは当然、と思われるかもしれません。しかし、自主参加ではない形の研修会でも、つまり病院の全ナースが参加するように計画されたような研修でも、ほぼ同じです。ということは、やはりこれがナースの自己表現の傾向といえるでしょう。

平成九年にアサーション研修会の参加者のご協力を得て、ナースのアサーションの特性について調査をしたことがあります。対象となってくださったのは、全国五か所で開催された研修会に参加した六七四名のナースです。質問紙を用いた調査を行ったところ、次のような結果が出ました。対象者となったナースが最も非主張的になる相手は上司で、次いで患者でした。攻撃的になるのは、患者、上司、部下の順でした。最もアサーティブになる相手は部下で、次いで患者でした。また、医師に対しては、アサーティブ、非主張的、攻撃的のいずれの自己表現も少なく、患者に対してはどの自己表現も全般的によく行っていました。これらの結果は、ナースが心理的には患者と最も親密にかかわっていて、患者との間でさまざまな感情を体験していることを示していると考えられます。また医師とのコミュニケーションが希薄であり、医師との葛藤を、コミュニケーションを通じて解決するほど密接なかかわりをしていない、という状況が見えてきます。また、ナース同士の関係において非主張的になりがちな特性の背景には、看護チーム内の葛藤を避け、和を保ちたいという心理が働いていることが考えられるでしょう。

このように、ナースがアサーティブになりづらいことの背景については、すでに1章で述べました。

ナースという仕事についている人たちが、アサーティブに仕事ができるようになるためには、まず、心のなかをアサーティブにしていくことが必要です。すなわちアサーティブなものの見方、考え方を身につけていくことが必要です。次の3章では、心のなかのアサーションについて考えていきます。そして、4章では、本章であげた事例をあらためて取り上げ、それぞれの場面で、どのようにすればよりアサーティブにコミュニケーションができるか、という具体的な提案をしてみたいと思います。

（野末聖香）

3章

アサーティブなナースになるために

これまで、ナースが医療現場で陥りがちなコミュニケーションの特徴について考えてきました。そして、そのようなコミュニケーションを改善するためにはアサーションが必要であることもわかってきたと思います。アサーションとは、自分も相手も大切にするコミュニケーションの方法ですが、同時にアサーティブな心のもち様、アサーティブな態度、そしてアサーティブな生き方に裏づけられた自己表現でもあります。

この章では、自己表現の基本でもある心のなかのアサーションについて考えます。

1　自己信頼を高めること

自己信頼とは

アサーションをするには、「自信がないと……」とか「自信がある人はアサーションができる」とよく言われます。確かに自信とアサーションは関係がありそうです。しかし、どうすれば自信をもつことができるのでしょうか。

自信とは「自己信頼」のことです。自己信頼とは、自分を当てにし、自分に頼ることができることをいいます。つまり、自信とは、自分なりに自分の長所、欠点を知っていて、毎日の生活や仕事をしていく上である程度のことはこなせるとか、試行錯誤をすれば解決の道を見つけることができるといった自分の経験が基盤になって生まれます。それでは、失敗したり、うまくいかなかったりすると自信がもてないかというと、必ずしもそうではないのです。面白いことに、過去に失敗をしたことも自信につながります。失敗とは適切でないこと・ミスの経験であり、その経験が試行錯誤の道をつくるからです。失敗を改善につないだ人はよりよい方法を知っていますし、逆に改善できていない人は、失敗しそうなことは引き受けないでしょう。

ただ、どんなに経験を積んでも日常生活には確かなことだけでなく、不確かなことや戸惑うことがたくさんあります。そんなとき、人は不安になったり、きちんと動けなくなったりするものです。どうすればよいかを知っていれば、確信をもってすぐ答えることができますし、対応も容易です。答えを知っていたり、やってもいいことがわかっていたりするとき、人はアサーションができるのです。また、知っていなくてもよいとき、方法を他の人に聞けばよいとき、相手に気を遣わないでもよいとわかっているときなども、思った通りの言動ができます。つまり、自信の欠如は不適切な言動（アサーティブでない言動）を招き、その結果、不安や戸惑いが増大します。さらに不安や戸惑いは自信を損ない、アサーションをますます後退させるといった悪循環が起こります。逆に、自信があるとアサーションができやすくなり、不安や戸惑いが減り、アサーションができるので自信がつくといった良い循環が生まれます。

この章では、まず、次の図の上の循環から、下の循環に変えることを考えたいと思います。

私たちの毎日は、すべてが確かなことだけで進んでいるわけではないと述べました。その理由は、人間同士の対応やあり方は、人間の数だけあり、予測できないことのほうが多いからです。ある患者には何の問題もなかった対応でも、他の患者は傷ついたり、怒ったりすることはありますし、同じことを言われても親しい友人から言われればすんなり受け容れられるのに、親から言われると反感を覚えるといったことは多々あるものです。

したがって、アサーションは、知識をたくさんもっていたり、答えがわかっていたりすればできるというものではなく、先ほども述べたように、知らないこと、戸惑うこと、自信がない

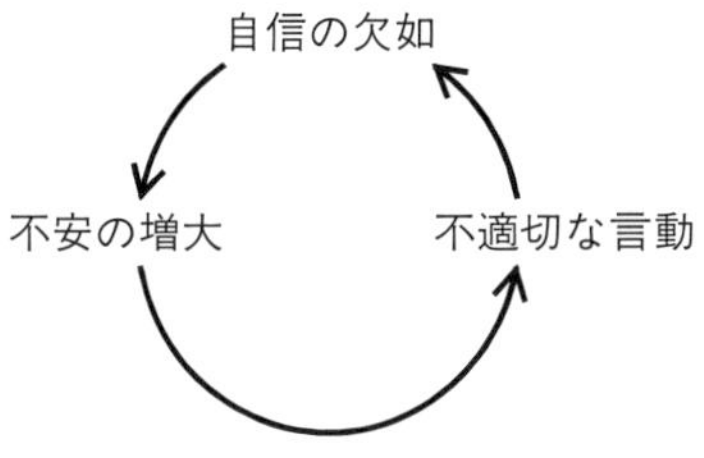

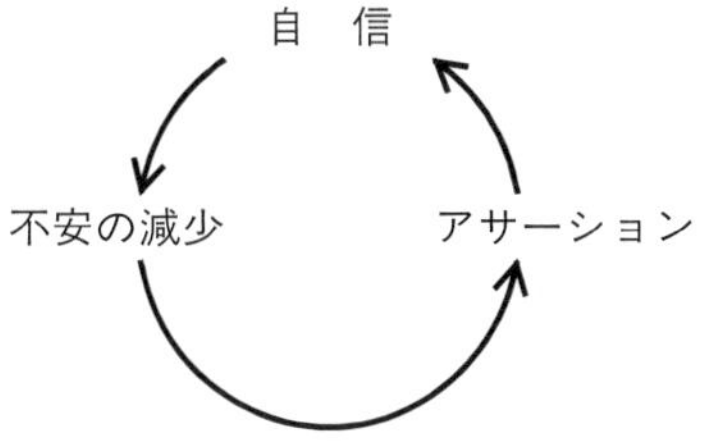

ことがあっても、人間としてやってもいいことを知っていることが大切です。たとえば、知らないことは知っている人に聞けばよいこと、戸惑ったり不安になったりしているときはそう表現してよいこと、困っているときはその状態を伝えてよいことを知っていれば、アサーションができるでしょう。

人間としてやってもいいこと

新人のナースはよく、「ナースは看護の専門家なのだから病気や看護については、答えられるはずだ」と思っていることがあります。そんな人は、患者に質問されたことが知らないことだったりすると、あわてて不確かな答えをしてしまったり、うやむやのうちに会話をすませたりします。知らないことがバレることを恥ずかしいと思い、それを隠そうとするからです。こんなとき、「知らないことやわからないことがあってもよい」ということがわかっていると、いいかげんな答えはしないでしょうし、誰かに答えを聞いてからきちんと返事をし、患者に対して適切な対応ができるだけでなく、知らなかったことを知るチャンスも得られます。「聞くは一時の恥」とは、このことです。看護にもその他の仕事にも、専門家として知っているべきことはありますが、同時に不確かなこと、懸念などは、人によって違うのです。「人は皆違っているので、誰もが同じ言動をするとはかぎらないし、知っていることにも、考えることにも、感じることにも違いがあってよい」のです。神様でない人間が、知らないことがあるのは、基本的には恥ずかしいことでも、不名誉なことでもないのです。むしろ、知らないことをきちんと知ろうとしなかったり、あいまいなままに知っておくことこそ、あってはならないことでしょう。

人は、困ったり、緊張したり、不安になったり、自信がなかったりするもので、それを表現してよいし、表現することもアサーションです。アサーションとは、いつも自信満々に、正々堂々と自己表現をすることではなく、思ったこと、感じていることを正直に、素直に言ってみることだったことを思い出しましょう。つまり、人間が感じることは、プラスの面でもマイナスの面でも、表現してよいのです。

あなたは、日ごろ次のような状況になったとき、自信を失ったり、引っ込んだり、逆に、攻撃的になったりしませんか。

① 攻撃的、権威的なものの言い方をする患者や医師に対したとき
② 医師や上司から「それはできて当然」と言われたとき
③ 患者や後輩に質問されて、答えを知らないとき
④ 自分のアイデアや考えが優れていると思うとき

⑤ 私のことをわかってほしいと思うとき
⑥ 患者の訴えや状態がわからないとき
⑦ 些細なことだが間違ったり、失敗したりしたとき
⑧ 疲労が蓄積し、仕事がうまくいかないとき
⑨ 患者や医師、上司から頼まれごとをされ、断りたいとき
⑩ 他者の行為や身につけているものなどに好意をもったとき

右の各項目の状況になったとき、どれほど率直に自分の気持ちを認め、表現しているでしょうか。引っ込み思案になったり、不機嫌になったり、居丈高になったりしてはいませんか。もし、そのような反応をするとすれば、それは自己信頼がないことを表しており、その根底には、「知識や技術がない」とか「自分がだめだ」といったことがあるのではなく、誰もが「やってもよいことを知らない」とか「やってもよいことに確信がない」ことが、かかわっています。つまり、人は不完全であり、できること、できないことがあるし、ときには失敗することもあるのです。自分にも相手にもできないことはあり、あなたがだめだったり、問題だったりするとはかぎりません。

「……できない」という言葉を日ごろどれくらい使っているか思い出してみましょう。そし

て「……できない」を「……しない」に言い換えてみましょう。たとえば、患者に質問されて答えがわからないとき、「答えられない」と言わず「答えない」に変えてみるのです。答えないという意味では同じことなのですが、その背後にある態度は大きく違うことがわかるでしょう。「答えられない」と言っているときは、自分の責任をどこかあいまいにしていますが、「答えない」と言ってみると自分の責任がはっきりわかります。「答えない」でよい場合もあるでしょうが、答える必要があるときは、「答えない」とは言えないので、「私は知らない」とか「誰かに聞いて答える」となるでしょう。

とくに看護の仕事はチームで進めますので、一人ひとりが「知らないこと」や「わからないこと」に正直になり、「できない」などと放置してはいけないのです。「それはやらない」と自分に言い聞かせてみて、それでいいかを確認することこそ人間の責任のとり方といえるでしょう。つまり、人間としてやってもよいことを知り、そこには正直になることがアサーションのかぎといえましょう。

自信とは、知っていること、わかっていること、これまでやってきたことに正直になり、それを必要なとき、実践に生かすか生かさないかを決めることです。必要なとき、やれることをやってみて、それでも失敗することもありうるのです。誰かが代行できるときはその人に任せるとよいし、できないことがわかっているときは断ることです。初めての体験や大きな出来事では、誰も自信がないでしょうから、力を合わせるしかないのです。人間のもつ自信とは、そんな範囲なのです。

2　アサーション権を知ること

これまで述べてきたことは、アサーション・トレーニングでは、アサーション権の問題と考えることができます。自信をもってアサーションをするために、「人間としてやってもよいこと」を知っておくことが大いに助けになります。「人間としてやってもよいこと」とは、人権のことです。つまり、この世に人間として生まれたからには、人間としてやってもよいことがあり、それは誰もが侵すことはできない約束になっているのです。「人権」とか「権利」というと堅苦しい響きがありますが、それは実際の場面では、「人間としてやってもよいこと」であり、それをアサーション・トレーニングでは「アサーション権」と呼びます。アサーションは、「人間として生まれながらに与えられている権利」のひとつだからです。

アサーション権のなかで最もアサーションに関係があるのは、①「誰でも、感じたこと、考えたことを表現してよい」です。それは表現の自由、権利であり、アサーションの基本になります。「誰でも」ということは「自分も相手も」ということであり、アサーションの自他尊重の精神と一致します。自分が思っていること感じていることは、表現しないとわかってもらえません。それに賛成するかどうかは相手の問題ですから、ともかく言ってみることが大切です。

次に大切なアサーション権は、これまでも述べてきた②「人間は不完全である」というものです。人間は完璧ではないので失敗する、人は間違えることがある、ということは「人間である権利」ともいわれ、このようなヒューマン・エラーの存在を知っていることが大切です。医療ミス・原子力発電所の事故、交通事故など、故意ではない事故やミスはあり、だからこそ、そのことに責任をとろうとするのが人間でしょう。ヒューマン・エラーには責任をとれることと、とれないことがあります。子育ての失敗、事故で誰かが亡くなったとき、私たちはその責任を完全にとることはできません。人間は失敗する、だから責任をとろうとするのであり、失敗する権利も責任をとる権利もあるのです。マニュアル通りにすれば失敗しないのではなく、人間は不完全だから失敗するのであり、だから細心の注意をして、失敗を少なくする努力をし続ける必要があるのです。

次に大切なアサーション権は、③「人は違っていてよい」というものです。人は生まれつき皆違っており、生まれたところ、育つ環境の影響を受けて成長していきます。人間は、遺伝と環境の相互作用のなかで、自分をつくっていきますから、その人らしさ、独自性、特徴などが身につきます。同時に、人間として共通にもっているものもあり、いわば人間らしさと自分らしさが巧妙にミックスされて、一人ひとりが存在すると考えられます。人間として共通に感じたり考えたりすることもあれば、自分らしく反応することもあり、それが人間の面白さです。「人は違っていてよい」ので、他の人と意見が一致しないとき、「私はそう思わない」とか「私は違う」と言ってよく、同じでないことに罪悪感や劣等感をもつ必要はありません。それが、あなたの独自性なのです。むしろ、自分らしくない自分をつくっているとしたら、それは見直すこと、変えることが重要かもしれません。違っていると、視野が広がったり、好奇心がわいたりしますし、調整したり、歩み寄ったりすることが必要なときがあるだけで、それ自体は問題ではないのです。

また、④「アサーションしない権利」もあります。いつもいつもアサーションをしていなければならないことはなく、とくに時間やエネルギーを使うに値しないとき、危険が高いときはアサーションしない権利を使うことも大切です。

アサーションにかかわる人権はこの他にもたくさんありますが、以上四つを知っていると、応用問題が解けるでしょう。

とくに大切なことは、この人権は自分にもあるが、相手にもあること、だから葛藤が起こることはあり、アサーション権・アサーションによる自己表現は、葛藤を起こさないための考え方、言動ではなく、それが起こるのが当たり前と思えるようになり、そんなことでいちいち恐れたり、困ったりしない日常をつくるためのものです。

右に述べたアサーション権を知らなかった人は、ぜひ覚えてください。もし、知っていても使っていない人は、使うようにしましょう。人権は、その内容をよく知って、それに確信をもつことで自分も相手も大切にすることができるのです。

3 ものの見方を変える

アサーション権を知るだけでも、自分が人間としてやってよいことが自覚でき、気持ちが楽になります。さらに、ひとつひとつの具体的なアサーション権について「まったくその通りだ」と納得すると、その人権に基づいた言動をとってみようとする勇気が出てきます。人権を確信し、それを行使することは、自分も相手も尊重し合うことです。それができるようになると、自分の言動を当てにすることができるので、自己信頼が高まります。その自信は、アサーティブな心をつくる上で、大きな支えになるでしょう。

心をアサーティブにするもうひとつの方法は、アサーティブなものの見方・考え方を身につけることです。つまり、ものの見方や考え方がアサーティブでないと、アサーティブな言動は出てこない可能性があるので、そこを検討してアサーションに向かってみることです。この項では、自分のものの見方・考え方・認知がアサーティブであるかどうかをチェックしてみましょう。

日ごろのものの見方をチェックしてみよう

たとえば、「看護の専門家は誰もが同じ行動をするのが当然で、違ったことをする人はナースとして適切でない」という考え方で仕事をしているとしましょう。そうなると、他のナースや上司の様子が常に気になり、自分の特徴を生かした看護はできなくなるでしょうし、患者に適した動きもできなくなるでしょう。看護にもその他の仕事にも、一定の標準はありますが、同時に標準の幅、変化の許容量もあって、その標準の範囲内で、むしろ患者に合った看護をすることが理想です。「人は皆違っているので、同じように行動することは難しい。違いを大切にしながら、一定基準の仕事をすることだ」という考え方をもっていれば、自分らしい看護を心がけることができるでしょうし、それはときには創造的だったり、標準を上回っていたりもするでしょう。

次の文章について、あなたの日ごろの考え方とどれほど一致するかチェックしてみましょう。

① 攻撃的、権威的なものの言い方をする患者や医師に対しては、ともかく黙って従うことだ。
② 成果が見えないようなことはしても無駄だ。
③ 患者や後輩の行いを改めさせるには、エネルギーと時間を費やさねばならない。
④ 人を傷つけるのは、非常に悪いことだ。
⑤ ものごとが思い通りにならないのは、致命的である。
⑥ ナースは仕事の性質上、常にやさしく、共感的でなければならない。
⑦ 患者が深刻な状態や危機にあるときは、心配するのが当然である。
⑧ 仕事がうまくいかないときは、無気力になったり、怠けたくなったりするものだ。
⑨ 患者や医師、上司に文句を言われたときは、嫌な気分になるのは当然である。

⑩　主体的判断は、チームで仕事をする上では不適切である。

以上の各項目に対して、あなたの日ごろの考え方とどれほど一致しているでしょうか。また、一致していたとして、その考えで仕事をしたり、人とつきあったりしていて、苦しくなることはありませんか。もし、苦しくなっているとしたら、その考え方はあなたにふさわしくないか、非合理的であるかです。また、そのような考え方をしていると、その考え方はあなたの気持ちや言動にも影響を与えることがあり、アサーティブになれないことも起こります。

ものの見方とアサーション

ものの見方とアサーションの関係について、例をとって考えてみましょう。

日ごろ、「人を傷つけることは、非常に悪いことだ」と考えているとします。そう考えている人は、人を傷つけまい、傷つけるようなことはすまい、と努力しているでしょう。そこまでは、非常に配慮に富んだことです。ただし、もし「非常に悪い」と思いすぎて、傷つけることを避けようと必死になり、傷つけてしまったら致命的だと思い込んでいると、奇妙なことになっていきます。まず、自分が思っていることが相手を傷つけそうだとなると、必要なことでも言わなくなるでしょう。さらに、相手がどんなことで傷つくかもわからない前に、自分の思い込みで動くことになるでしょう。相手が傷つかないことまで勝手に控えてしまうかもしれません。その思いやりは、相手に適切であるかどうかは不明なまま、遠巻きにつきあうことになるでしょう。嘘をつかれることのほうが、傷つけられることよりももっと嫌だと思っている人に、傷つけまいと嘘をついて、結果的に傷つけるといったことになるかもしれません。悪意のない、相手を十分に知らないことからくる無礼に対して、人はある程度の抵抗力をもっているものです。過度の思いやりや遠慮は、かえって人間関係をぎこちないものにします。

また、この考え方は、当然、相手から自分が傷つけられることも悪いことになりますから、自分が傷つけられると相手を避けたり、悪い人だと思ったりするかもしれません。そんな人はけしからんと相手を恨んだり、責めたりするかもしれません。そのようにして相手を傷つけてしまうこともあるでしょう。傷つけまいとしている人が結果的に傷つけていることになります。

大切なことは、むしろ傷つけまいと必死になるよりも、いつでも傷つけてしまう可能性があることを覚悟して、傷つけてしまったときのフォローに心を砕くことでしょう。傷つけないように努力している人は、傷つけた後、「そんなつもりはなかった」などと言い訳をして、傷ついた人に思いを馳せるどころか自分を守ってしまい、フォローすることを忘れます。その結果、二重に傷つけることにもなりかねません。

理想をいえば、人を傷つけないに越したことはありません。しかし、人間は不完全であり、理想を描くことはできても、実現しないこともあります。その現実にもできるだけ責任をとり、きちんと対応しようとすることが人間の日常なのです。先のチェックリストで、理想を追いすぎて人に攻撃的になったり、自分を苦しめたりしていることはありませんか。そんな人は、実現しそうもない理想にしがみつくのをやめて、ヒューマン・エラーを免れない人間、だから責任をとりたいと思い努力している人間を認めて、少し緩やかな視点で人を見ることを勧めます。

もちろん、理想を追いつづけるのも人間であり、理想はないほうがよいわけでもありません。自分のものの見方を見直して、より自分らしくできること、やりたいことを確かめましょう。人は、葛藤や失敗があるから見直しをしたり、よりよい対応を考えたりすることができるのです。理想をもちながら、失敗や葛藤を体験し、がんばったり、あきらめたりして自分らしく成長することが人間らしいことなのでしょう。

ものの見方をアサーティブにするために

このようなものの見方や考え方は、ときに非合理的になりますが、実は人間としていつの間にか自然にやってしまうことでもあるのです。

私たちは、生まれながらもっている気質や体質を基盤に、周囲の人々（親、教師、先輩や指導者など）から授かった知識やものごとへの対処法を身につけて、毎日の問題に対応しています。自分の考えやものの見方は、このようなプロセスからできあがっていますので、社会的学習の結果、身につくものであり、しかも自分が生きた社会とプロセスのなかで獲得してきた独自のものでもあります。ということは、誰もがそのようなプロセスで自分のものの見方、考え方をつくってきているので、実は、人間は、自分の性格と環境の影響でものの見方を形成し、そこから逃れることはできないということになります。つまり、どんなに偉い学者であろうとリーダーであろうと、その人のつくりあげた色メガネでしかものを見ることはできず、人間の言ったりやったりすることに唯一の真実はないということになります。

むしろ、自分は正しいとか、自分の意見は絶対だとか思っているリーダーは、自分が宿命的に形成してきたものの見方や偏見に無意識であり、その偏りを意識できないだけにリーダーとしてふさわしくないかもしれません。日本人の、ある時代に生き、ある親に育てられ、ある先生から訓練を受けたナースであること、女性であること（あるいは男性であること）は、そんな背景をもってものを考え、仕事をしているということです。そして、それは悪いことでも、直さなければならないことでもなく、人間の自然な姿なのです。

むしろ、人と違った考え方をしていたり、違った見方ができたりすることは、ものごとの視点を増やし、世界の見方を広げることにつながります。私たちはその事実をうまく利用することで、失敗を少なくし、面白いと思えることも増えるでしょう。人間は違っていていてよいのだし、違っているから刺激し合うことができ、思考も深まり、対応にも変化が生まれうるのです。理想を追いすぎると、自分にも人にもやさしくできなくなります。現実を見つめながら、できるだけ成長しようとする人は、アサーションを生きることができるでしょう。

（平木典子）

4 感情の扱いをめぐって

感情は自分のもの

私たちは時と場合によって多様で複雑な感情を体験します。ほめられればうれしいし、侮辱されれば腹が立ちます。患者の容態が悪ければ心配するし、元気で退院すればうれしいし、また一抹のさみしさを感じることもあります。つまり、言うまでもないことですが、人間は生まれつき感情をもっている動物なのです。したがって、私たちはさまざまな感情をもってよいし、それらを表現することもできるし、また表現してもよいのです。

しかし、私たちはそのように考えて生活しているとはかぎりません。これは表現してよい感情、これは表現してはいけない感情などと知らず知らずのうちに区別していることも多いのです。たとえば喜び、楽しさなどの気持ちは表現してもよいが、怒り、悲しさなどは表現してはいけないというようにです。あるいは、この人には表現してもよい、この人には表現してはいけないと思っていることもあります。しかし、このように最初から区別してしまう必要はありません。喜怒哀楽などの感情は誰にでもあるものであり、それを表現してはいけないということはないのです。ただし、それら自分のさまざまな感情をどのように表現するか（また、しないか）、必要以上に相手に脅威を感じさせたり、不愉快な思いをさせないで伝えられるかということは考えていく必要があります。

感情を表現するときの基本的な考え方は「感情は誰のものでもない、まさに自分自身のものであり、自分の責任で表現できるものだ」ということです。たとえば、仕事のペースが遅い同僚に対していらいらする人もいれば、のんびりとしてあまり気にしない人もいるのです。つまり、同じ出来事や対象に対してもつ感情は、人によって違うのです。あることや人に対する感情は自分が起こしているのであって、そのことや人が起こしているのではありません。確かにその人がきっかけをつくっているとはいえるかもしれませんが、どのような感情をもつかは自分が決めているということです。ですから「○○さんのせいでいらいらさせられた」という言い方は適切ではありません。それは自分で起こしている感情だからです。そうだとすると、その感情はまた、必要に応じて自分でコントロールすることができるものだし、また自分の責任で表現してもよいのです。

言葉と言葉以外の表現を一致させること

感情を表現するときの次のポイントは、言葉と言葉以外の表現を一致させるということです。悲しそうな顔をして「今日はとても楽しかった」と言っても、相手は悲しいのか楽しいのかわからなくて、どう反応してよいのか、戸惑ってしまいます。二種類の相反するメッセージが同時に違うところから発せられているので、どちらに反応していいのかわからなくなってしまうのです。また、人間は言葉以外のところに本音が表れることが多いので、この人は嘘を言っていると思われてしまうこともあります。このような言葉と言葉以外の表現が一致しないような表現を二重拘束（ダブル・バインド）的表現といいます。子ども、部下、患者などの弱い立場の人がこのようなメッセージを受け続けると、精神的に混乱してしまうこともあります。たとえば患者から頼まれたことを不機嫌そうな顔をして「いいですよ。わかりました」などと言うと、無用の罪悪感を起こさせてしまうことになりかねません。怒りを非主張的に表現するときには、こうした二重拘束的になりやすいようです。感情表現は言葉と言葉以外の表現が補い合って、よりよく伝達されるものです。言葉以外の表現が言葉による表現を補い、強化することができれば、その気持ちはよりよく伝わることになるでしょう。

怒りの表現

私たちのもつ感情で最も取り扱い方が難しいのは、怒りの感情でしょう。怒りは誰もが感じるごく自然な感情です。抑えたり、形を変えようとしてなくなるものでもありません。しかし、私たちはよく怒りを抑え、否定し、ときには他の感情に置き換えたりして、怒りそのものを感じにくくしたり、表現しようとしなかったりすることがあります。その結果、ときとして爆発的な怒りを表現することも起こります。怒りを表現するには、怒りのメカニズムを理解する必要があります。

まず、怒りには程度があることを知っておきましょう。最初は「いやだな」「嫌いだな」という弱い程度から始まり、それが連続してくると「いらいら」して「いいかげんにしてほしい」と中程度に強くなり、さらにそれが続くと「うるさい」と怒鳴りつけるような強い怒りになるのです。「キレた」状態もここに入ります。自分の怒りがどの程度かを知ることは、怒りを把握し、対処していく上で役に立ちます。そして弱い段階で「同意できない」「好きではない」と早めに表現すれば、よけいな怒りをため込み、後で強い怒りになってしまうのを防ぐことができるのです。もし、強くなってしまったら「いやなこと」や「その気持ち」を、相手を脅かさないように率直に伝え、「してほしい」ことを頼んでみることです。

次に怒りがどうして起こるかを考えてみましょう。先にも述べたように怒りは自分が起こしているのです。他人の言葉がきっかけであったとしてもその感情を起こしているのは自分です。つまり怒りは自分のものであるので、自分の責任でコントロールできるし、それで人を非難することは当たらないと考えるのです。

そして怒りは、出来事や他人が自分の心身の安定や安全を脅かすものと感じられたときに起きてきます。しかし、その脅威が自分にとってそれほど危険でなく、しかも十分対処できるものだと感じられれば、それで怒りを感じることなく、冷静に対処できます。しかし、そうでないと判断したときには、その脅威をなくそうとして、あるいはその脅威の程度を低めて自分の無力を守ろうとして、強い怒りの表現をすることになるのです。ただ、その脅威の原因は、考え方や価値観、行動の違いなどによることが多いのです。それが脅威になるのは、「人と違ってよい」というアサーション権が尊重されていなかったり、「人は同じでなくてはならない」という非合理的な思い込みをもっていたりするからということも考えられます。こうした場合は、自分のほうからアサーション権の尊重や非合理的思い込みの修正に乗り出せば、無用な怒りを感じる必要がなくなります。

それでも脅威を感じる場合は、脅威を感じること（自分の心理的な安定や安全が影響を受けること）の中身をそのまま正直に言語化し、表現することが怒りの取り扱いには有効です。その上でお互いの違いについてアサーティブに話し合うことができれば、お互いの理解がより深まり、そうなれば攻撃的に怒りを出す必要もなくなるわけです。もしそのときに「こわい」と感じるなら「こわい」と表現すればよいし、怒りを伝えたいときには「自分は腹を立てている」「嫌いだ」と静かにはっきりと伝えることで、相手には伝わるものです。

5　DESC法

二つのコミュニケーション場面

アサーション・トレーニングでは、コミュニケーションの場面を二つに分けて考えています。

一つは日常会話の場面、もう一つは課題解決の場面です。日常会話の場面とは、主に人間関係づくりの場面で、具体的には、パーティ、宴会、喫茶店でのおしゃべり、井戸端会議などがあげられます。これらの場面では、人間関係をつくる、その関係を維持する、あるいは発展させるということが目的となり、自由な話題を出し合いながら会話を楽しむということが行われます。いわゆる雑談をする場面です。一方、課題解決の場面では、何らかの課題や問題があり、それを解決する、あるいは結論を出すための話し合いが行われます。具体的には会議や交渉の場面、あるいは頼みごとをする場面などがあげられます。そこでは話し合いをするための話題（課題）が決まっており、何かを決定する、あるいは結論を出すことが目的となります。

この二つは必ずしも明確に分けられるものではありませんが、アサーション・トレーニングではこの二つを便宜的に分けてトレーニングを行っています。それはこの二つの場面で用いられるアサーティブなコミュニケーションの仕方、コツが異なっているからです。ここではナースが日常の仕事で出会う課題解決場面のなかで、どのようにアサーティブなコミュニケーションを行うか、そのための方法を考えてみたいと思います。

課題解決のためのアサーション

何か問題が生じたとき、皆が同じ考え方をしていたり、利害が一致していれば問題解決はそれほど難しくありません。しかし、いつもそうであるとはかぎりません。たとえば他の業務をしている同僚に急ぎの仕事を頼まなければならないとき、あるいは院内の環境改善について担当責任者にお願いをするときなどは、それぞれが異なった考え方をしていたり、利害関係が対立することがあるでしょう。そうしたときは、問題解決がすぐにできないかもしれません。

たとえば前者の例で考えてみますと、自分はある仕事をすぐに頼みたいと思っている、しかし同僚は自分が今やっている仕事を早く終わらせたいと思っている、という利害の異なった状況が起こります。こうしたとき、起こりがちなのは、あの人は自分の仕事がまだ途中だからどうせだめに決まっていると一人で決めつけて、何も言わないですませてしまうという非主張的な姿勢、あるいはこちらの仕事のほうが急ぎなんだから自分の仕事は中断して手伝ってくれるのは当然と考えて、仕事を押しつけてしまおうとする攻撃的なあり方です。しかし、自分がぜひ頼みたいと思っているのなら、ここで大切なことはお互いが考えていることや伝えたいことを率直に表現し合い、そしてお互いが納得するようなものに近づけていくことです。これがアサーティブなあり方です。なお、アサーションは相手も自分も大切にするというのが基本ですが、こうした課題解決の場面ではもうひとつ、その場での課題も大切にされなければなりません。つまり、自分、相手、そして課題の三つの要素がどれも大切にされるような話し合いをめざすことが必要になります。

DESC法とは

ＤＥＳＣ（デスク）法は問題解決をするための話し合いをアサーティブにするための方法です。Ｄ・Ｅ・Ｓ・Ｃの順番にセリフをつくっていくことで問題解決に役立つアサーティブなセリフを準備することが可能となります。このセリフづくりは以下の三つのステップから成り立っています。まず最初は、必要な問題要素を明確化することです。ここで問題として取り上げたい事柄は何か、そのことについて自分はどのように思って（感じて）いるか、そのことについてどのようにしてほしいのか、その結果相手から返ってくる反応を予測し、そのための準備をどうするかといったことです。次にこうした点について、何を伝えたいのかを選択し、それを言語化しようとすることです。そのための手順がＤＥＳＣ法です。そして三つめに、実際のセリフづくりとなります。

Ｄ・Ｅ・Ｓ・Ｃは、それぞれセリフづくりの手順を示す単語の頭文字です。Ｄ・Ｅ・Ｓ・Ｃの順にセリフづくりの方法を考えていきましょう。

①　Ｄ＝Describe（描写する）

まず最初に自分が対応しようとする状況や相手の行動を描写します。客観的、具体的な事実を述べるということです。これは誰が見ても（少なくとも自分と相手に）わかる事実であることが必要です。客観的な事実ですから、解釈や推測したこと、自分が感じたことではありません。ただし、主観的な要素でも当事者同士が共通に認識できることなら、ここに含めることができます。たとえば、「暑い」「寒い」などは主観的な感覚ですが、お互いに納得できればこれはDに含めることができます。これを述べることで両者が共通の土俵の上に乗ることができます。つまり「こんなことがありますよね」「そうですね」というところで、話し合いの前提条件が整うわけです。

② E＝Express, Explain, Empathize（表現する、説明する、共感する）

次にその状況や相手の行動に対する自分の感情、気持ちを冷静に、明確に、表現します。そのことについての自分の気持ちや心理的状況を相手にわかってもらうためのものです。ですから、「おまえのせいで自分はこんなに苦しんでいるのだ」などと相手を非難したり、責めたりするためのものではありません。「私はそのことでとても困っています」「私はとても心配なのです」というように「私は……です」の形で表現することが基本です。なお、必要に応じて相手への共感の言葉を付け加えることもできます。たとえば「あなたはとても忙しくてたいへんそうですが、……」などといったようにです。

③ S＝Specify（特定の提案をする）

ここで、相手にしてほしいことや変えてほしいことなどを伝えます。これは提案であって、命令ではありません。ですから「〜してください」ではなく、「〜していただけませんか」「〜してもらえませんか」という形になります。また、この提案は今すぐできるような具体的で小さなことである必要があります。たとえば、たばこをやめてほしいときに「禁煙したらいかがですか」ではなく「今この場でだけ、やめていただけませんか」ということになります。

④ C＝Choose（選択する）

Sで提案したことについて相手は肯定的に答える（イエス）可能性と、否定的に答える（ノー）可能性があります。まず、その両方の可能性があることを覚悟しておきます。そしてもしイエスと答えてくれたら自分はどうするか、ノーと答えたらどうするかをあらかじめ考えて準備しておきます。イエスと答えてくれたら、たとえば「ありがとう」と感謝の言葉を伝えればよいでしょうし、「これで安心しました」などとそれに何か付け加えることもできます。ノーの場合は次の提案を考えておきます。それがだめならこうしてほしいということを前もって用意しておくということです。つまり、歩み寄りの精神を発揮するわけです。このときの選択肢は相手が選べるものであって、強制したり、脅威を与えるようなものではありません。

この四つの要素でセリフをつくるのですが、そのときに注意すべきことがあります。まず第一に「DとEの区別をきちんとする」ということです。私たちは知らず知らずのうちにこの二つをごちゃ混ぜにして発言していることがあります。そして、聞くほうもそれでわかったような気になっていることがよくあります。たとえば、普段の健康状態を患者に聞いたときに「普通です」という答えが返ってくることがありますが、これはここで言うDとEが区別されていない例です。患者がいう「普通」と、それを聞いたナースが考える「普通」が異なっていることはよくあることです。それでわかった気になっていると、大事な情報を聞き落としていて、後でたいへんなことになるかもしれません。「具体的にこういう事実があるが、それは自分の考える普通の状態だ」ということを確認することが、DとEを区別するということです。

第二にCをおろそかにしないということです。結果を予測して、それに応じた対応策や表現を準備しておくとそれだけで気持ちがだいぶ楽になります。とくに私たちはお願いする前から断られたらどうしようと心配になり、非主張的になってしまうことがありますが、あらかじめ断られた後のセリフを考えておくだけでずっと頼みやすくなるはずです。ときにはC－Sを何回か繰り返すことがあるかもしれませんが、そうすればSが次第に現実的なものになっていく可能性があります。相手にも断る権利があり、こちらにも頼む権利があるとすれば、それぞれがその権利を尊重しながら歩み寄ることができますし、それがアサーティブなコミュニケーションといえるでしょう。

DESC法の実際

DESC法でどのようにセリフをつくるか実際の例で考えてみましょう。まず、以下のような状況の場合です。

「あなたは肺炎で入院中のWさん（女性、七四歳）を受け持ちました。受け持って三日目、コミュニケーションもとれて信頼関係も少しずつできてきました。

Wさんの肺炎は回復したものの、安静期間があったため、筋力が低下していますので、今必要な看護はADL（日常生活動作）を拡大することです。ところがWさんはこの日も『洗面所まで車いすに乗っていきましょう』と言うと、『まだ体力も戻らないし、こんな年寄りにきついこと言わないでよ。おっくうだからタオルを持ってきてふいてくれないかしら』と言います。さて、あなたは何と言いますか。DESCでセリフをつくってください。」

このときのセリフの例は、以下のようになります。ただし、これはあくまでも例であって、これしか正解がないというわけではないことをあらかじめお断りしておきます。

D：「Wさん、今までずっと安静にしていたから体力がまだ落ちていますよね」

ここではまず、体力が落ちているという事実を伝えます。このことはWさんも承知していることです。

E：「Wさんはおっくうかもしれないけれど、そう言われると私もがっかりしてしまうし、体力の回復が遅れるのも心配だわ」

ここではまずWさんもおっくうかもしれないと、Wさんの気持ちに共感を示しています。そして、こうしたWさんの言葉に対してがっかりするという自分の気持ちを伝えると同時に、Wさんの回復が遅れることに対しても心配しているという気持ちを伝えています。

ナースは一般にこうした場面で自分の気持ちを表現することが不得手です。多くの場合、こうしたとき、そうすることがあなたにとって必要だ、こうしないと早く回復しないということを説明して気持ちを変えるように説得します。確かにそれはそうなのですが、患者の多くは「それはわかっている、でもおっくうだし、やりたくないんだ」という気持ちをもっているのです。ですから、その気持ちを理解しながら、理屈ではなく、自分の人間としての気持ちを伝えてみるのです。それによってナースの人間味ややさしさが伝わります。

S：「車いすにぜひ乗ってもらえませんか」

車いすに乗ってほしいということを提案しています。一度断られましたが、Eで自分の気持ちを伝えた上で、やはり車いすに乗ってほしいということを提案しています。

C：「イエス」の返事があったとき
「ありがとうございます。よかったわ。それでは、早速準備しましょう」
「ありがとうございます」ということで、自分の提案が受け入れられたことに対する感謝の気持ちをまず伝えています。次いで、そのことに対する気持ちと次にしようとすることを述べています。

C：「ノー」だった場合
「それじゃ、私がタオルを持ってきますから、Wさんはベッドに座って自分でふいてもらえませんか」
断られたときには、Wさんができそうなことを次に提案します。これが歩み寄りです。ここではベッドに座って自分でふくことを提案しています。これくらいならできそうかなという次の選択肢を提案するわけですから、実際にはいろいろな提案が考えられます。これでも「ノー」であったら、さらに次の提案をして歩み寄ることになります。こうしたプロセスを経てお互いが納得できることを探していくのがアサーティブなコミュニケーションのあり方です。

DESC法を用いるために

こんなとき、何と言ったらいいんだろうと迷ったとき、このステップを頭のなかで整理してセリフをつくってみるとよいでしょう。実際にはいろいろな場面で使うことができます。親しい間柄や、お互いによくわかっている事柄については、Dを省略するなどの工夫をしてもいいでしょう。ただし、最初のうちはまだこのステップをスムーズに言えないことも多いでしょうから、「ちょっと待ってください」と言って、頭のなかでセリフを考えてみることでもかまいません。それもアサーティブなあり方です。こうしたことが繰り返されていけば、次第に習慣化し、自然にできるようになるでしょう。そうなれば、落ち着いて話し合うことができ、アサーティブになることができるようになります。セリフの準備は心の準備でもあります。

（沢崎達夫）

4章

医療現場でのコミュニケーションのもち方

これまで、2章では医療現場のなかで看護職がアサーティブになりづらい場面を取り上げてみてきました。3章では、考え方を変えることでどのようにアサーティブに自己表現していけるかについてみてきました。ここでは、考え方をアサーティブに変えることを学んだ上で、もう一度、2章で紹介した事例を思い出してみましょう。そして、各事例について、アサーティブに自己表現するには具体的にどのように対応していけばよいのかについて考えていきます。ナースが苦手とするさまざまな場面において、コミュニケーションをアサーティブに変えていくにはどうすればよいかについて考えてみましょう。

1 患者に対してアサーティブに自己表現してみよう

1　非主張的自己表現をアサーティブに変えるには

患者に対して、非主張的な言動をアサーティブに変えていくには、どのようにすればよいでしょうか。事例をふり返りながらみていきましょう。以下の事例番号は、2章の事例番号に対応しています。

【事例2】　いつも患者に怒鳴られ、それを我慢しているナース

一年目のナースのDさんは受け持ち患者のEさんから「ばかだな!」といつも怒鳴られていました。そのうち、怖くておどおどした態度をとるようになり、Eさんの部屋に行くのが嫌でたまらなくなりました。怒鳴られるのは自分の未熟なケアのせいだと自分を責めていました。しかし、自分では気づかないEさんに対する怒りの気持ちももっていて、その気持ちに蓋をして、自分自身に向け変えてナースとしての自分を否定してしまっていました。

このような場合、私たちはどのような対応をすればよいでしょうか。ナースのDさんは、受け持ち患者のEさんから怒鳴られると怖くて萎縮してしまって、よけいに緊張してしまうことをEさんに伝えてみてはいかがでしょうか。たとえば、

「Eさんに大きな声でばかだなと言われると、緊張してよけいに硬くなってしまうのです。私がうまくできなくても、ばかだなと言わないでいただけませんか」

というように。Eさんに対する否定的な気持ちを、感情的にではなく、率直に言葉にして伝えていくことは必要です。そうすることによって、攻撃的な気持ちを相手に向けたり、自分に向

け変えて自己否定しなくてすむようになります。また、このようにナースのDさんが自分の気持ちを伝えることは、患者のEさんにとっては、自分が怒鳴ることでDナースがどんな体験をしているか、わかることになるでしょう。

【事例3】　患者のマッサージをなかなか終えられないナース

マッサージを好む患者Fさんに対して、看護チーム内では最初のうちはそれをケアに積極的に取り入れて行っていました。けれども、Fさんから「もういいよ」と言われないので、一時間以上もマッサージをし続けることがあり、途中で切り上げることができないでいました。そのうち、なんてわがままな患者さんだろうと、相手を責める気持ちを抱くようになっていました。この事例のように、ナースは患者さんからの依頼を断りにくい傾向にあるようです。私たちはどのように対応していけばよいでしょうか。

ナースが患者さんからの依頼を断るのが難しいのはなぜでしょうか？　ナースのなかに、「患者さんの要求は聞き入れるべきだ。依頼を断ってはいけない」というような思い込みがあるのではないでしょうか。しかし、実際に断れない状況が続くとこの事例のようにナースがいらいらしたり、患者さんを責める気持ちがわいてくることがあります。このようなときは、いやいやながらするのではなく、できないなら説明していくことが必要です。自分の仕事の状況

がわかるのは自分だけなので、

「何時から検査の準備があるので、何時までしかFさんのご要望には応えられないのです」

と、はっきり口にする必要があるでしょう。断る理由が納得できれば、受け入れてくれる場合もあります。

また、マッサージに行ったときに、まず、

「○分くらい時間がとれますからマッサージをしましょう」

と声をかけ、Fさんにマッサージをしようとするナースの意思と、実際にマッサージにかけられる時間とを、明確に伝えるようにしていくとよいでしょう。もし、Fさんから依頼があったとき、今はすぐに応じられないけれど、Fさんのニーズがわかってそれに応じる意思があるのならば、

「一時間後ならば時間がとれますよ」

などと、話し合っていくことが可能になるでしょう。


以上、患者に対して非主張的自己表現をアサーティブな言動に変えていくにはどのような対応ができるか、みてきました。人を理解し、受けとめることと、相手に同意したり、要求を聞き入れたり、相手の思い通りに動くことは違います。さまざまな感情を抱くのが人間です。自

分にわき起こった感情に気づいて、今まで、言ってはいけないと思っていたことが、少しずつ言えるようになるといいですね。

2　攻撃的自己表現をアサーティブに変えるには

もともと性格が攻撃的であったり、そうでなかったとしても、患者のためにという思いが強すぎて、それがかなわなかったときに、非主張的な言動が攻撃に転じることもあります。時と場合によって私たちは攻撃的な言動になってしまうことは、少なくありません。攻撃的自己表現をアサーティブに変えるには、どのような対応をすればよいでしょうか。事例をふり返りながらみていきましょう。

【事例4】　隠れて間食をしていた糖尿病患者を怒鳴ったナース

糖尿病の教育入院目的で入院中のGさんは、食事制限がなかなか守れないでいました。担当ナースのHさんは熱心にGさんの教育指導にかかわってきていました。しかし、またもや隠れ食いをしていたということを病棟ナースから聞き、HナースはGさんを怒鳴りつけてしまいました。

Hナースとしては熱心にかかわったのにもかかわらず、期待を裏切られたような気持ちがして、思わずまくし立ててしまったのかもしれません。けれども、怒鳴ったHナースも、患者のGさんも相互に後味の悪い思いをしたことでしょう。こういったとき、怒鳴りつけるのではなく、私たちはどのように対応すればよいでしょうか。

患者のGさんは隠れ食いをしているくらいですから、悪いことをしていることはわかっているようでした。けれども、なかなか食事制限が守れないでいました。そこで、食事制限についてGさん自身がどのように思っているかを、Gさんにじっくりと聴いていくといいでしょう。たとえば、

「私はGさんが教育入院で入っているのにもかかわらず、隠れて食べているので、そのつどよくないことだと言ってきました。けれども、Gさんは守らないといけないと思いながら、守れない状況にあるのかもしれませんね。そこのところを一緒に考えていきたいと思います」

と、いうように。Gさんの葛藤に耳を傾けることができれば、Gさんの気持ちがより理解でき、一緒によい方向性が見つかるかもしれません。

【事例5】　ナースコールが頻回な患者に声を荒げたナース

ナースコールが頻回な患者さんがいました。ささいな用事でその都度ナースコールを押してナースを呼んでくることが続いていたので、ナースはいらいらをつのらせていました。

このような場合、ナースがアサーティブになることはもちろん必要ですが、患者さんにアサーティブになるように働きかけることも必要でしょう。

もし、頼むことができなかったり、言いたいことが言えなかったりする患者さんには、きちんと言ってもらうほうが、看護がやりやすいことを伝えるといいでしょう。

「何か困っていることがあればお話ししてくださっていいですし、尋ねたいことがあったら尋ねてもいいのです。話をしてみることはよりよい看護・医療には必要なのですから」

と、一言伝え、相手の言い分を聴こうとする態度を示していくことです。

その際には、ナースは急いで用事をすませようとしないで、患者さんが言いやすいような雰囲気をつくっていくことが必要でしょう。腰をひいて早く話を終わらせようとしないで、全面的に話に乗って聴くことが重要です。「さあ、聴きますよ」という態度を示せば、患者さんは話しやすくなります。もし患者さんが「愚痴だけど聴いて」と言えれば、それは非常にアサーティブなことです。もちろんそのとき聴く時間がないならばそのように伝えればいいし、別の機会に聴ける時間を設定すればいいのです。

以上、患者に対して攻撃的な自己表現をアサーティブに変えていくにはどのような対応ができるかをみてきました。自分に言い分があるように、相手にも言い分があります。自分の言い分をきちんと伝えるのと同時に、相手の思い、言い分にも耳を傾けていけるようになるとよいでしょう。

2 医師に対してアサーティブに自己表現してみよう

1 非主張的自己表現をアサーティブに変えるには

ナースは医師に対して非主張的になりやすいという傾向があります。非主張的な自己表現をアサーティブに変えるにはどうしたらよいか、事例をふり返りながらみていきましょう。

【事例6】　患者の気持ちを医師に伝えられないナース

Jナースは、怒りっぽいK医師に対して苦手意識をもっていました。以前にも怒鳴られたことがあったからです。そのため、K医師の患者のIさんが、K医師の足が遠ざかっているのは自分が悪い病気だからではないかと不安を強めていること、Ｉさんと話す時間をとってほしいことを、Ｋ医師に言えずに悩んでいました。

この事例のように自分が苦手意識をもっている医師に意見を言おうとするとき、私たちはどのように対応すればよいでしょうか。自分の意見が言いにくい相手に意見を言うとき、交渉事をするこのようなときには、前章のＤＥＳＣ法（85〜95頁参照）を使ってみると有効です。

Ｄ：医師に対して「患者のＩさんが自分の病状や今後の治療について、先生からお話を聞きたいと言っています。Ｉさんは、先生は忙しいとわかっているのですけど、最近あまり来てくださらないように感じて、それは自分の病気が悪いからさじを投げられているのではないかと不安になってきてしまうのだそうです」という客観的事実を伝え、お互いに現状を確認し、共有します。

Ｅ：患者さんを観察し、患者さんの言動から自分はこう考えているといった主観的意見を述べます。たとえば、「Ｋ先生が来てくれないのは病状が悪いからだという誤った認識をもってしまい、このままの不安な状態が続くのは心配です」というように。あるいは、患者さんに対してよく話をしようとする努力がうかがわれる医師ならば、「Ｋ先生としても、これまでＩさんと向かい合って話をしてきてくださっていると思います」と医師への共感も伝えます。

Ｓ：「私としては、Ｋ先生にＩさんと話をする時間をとっていただけたらと思うのですが」

と、医師に具体的な提案をします。

C：K医師の返事がイエスの場合、「ありがとうございます」「時間の調整は私がします」など、ナースが協力できることを伝えます。一方、K医師が「忙しい」といったノーの返事をすることも想定しておく必要があります。Sで提案したときにノーが返ってきたとしても、別の提案をしていったり、あるいは再びDに戻って問題状況を共有し合うことをしたりすることもできます。

D：「K先生、この二、三日の看護記録を見ていただきたいのですが、IさんはK先生からお話を聞きたい理由として、今がどんな病状でどんな治療を行えるのか不安で、あれこれ考えると夜も眠れなくなってしまう、と話されていました。それから、病状があまりよくないから私と話しづらくて、K先生はあまり来てくださらないのではないかと勘ぐってしまう。K先生の顔を見ると安心する。だから、K先生からお話を聴きたい、と話していました」

E：「私からみても、IさんはとてもK先生を信頼しています。このままでは誤った認識からかえって不安を強めてしまうように思え、心配です。K先生から直接お話を聴くことができれば、Iさんの誤解は修正され、不安は和らぐと思います」

S：「私としてはIさんと話をする時間をとっていただけたらと思うのですが」

それでもノーの場合もありえます。「僕が行くといつもだるそうに目を閉じているんだよ」

とか、「それに、話していると泣かれちゃうから苦手なんだ」というように。

そういった場合を想定して、医師が上記のように断ってきた場合には、S1：「それでは、Iさんの体調がいいときを見計らって連絡します」とか、S2：「もし、ナースが一緒にいたほうが話しやすければ同席します」といったような、別の案をあらかじめ準備しておく必要があります。

私たちが交渉しようとするとき不安を抱くのは、相手がどう出てくるかわからないからということが多いのではないでしょうか。そんなとき、相手の返事がイエスである場合とノーである場合の両方を想定して、その次の自分の対応策、自分の言うことを決めておくとずいぶん気が楽になります。

一対一で言えない場合は、チームとして提言していくという方法もあります。まず、ナースチームで話し合いをして、その患者さんについての気がかりや不安をみんなで出し合い、意見をまとめ、チームの意見として提言してみます。このときのセリフづくりも、前述のDESC法が役立つでしょう。

以上、医師に対して非主張的な自己表現をアサーティブに対応するにはどうすればいいかをみてきました。最初から「どうせ言ったって……」とあきらめの気持ちが強いとアサーティブに提案できないということもあるでしょう。提案には賛成してもらえることも反対されることもあって、「相手は自分の思い通りには動かない」のです。でも、あなたの気持ちや考えをわかって、相手が自ら言動を変えてくれることはあるのです。Sで一度だめになっても、Cで再び提案したり、再びDに戻って状況を共有し合ったりということもできます。賛成するか、反対するか、変わるか、変わらないか、それは相手の問題。だとしたら、自分が相手に伝えたいことが伝わるように発言していくこと、そのことにまず責任をもつことが大事でしょう。

2　攻撃的自己表現をアサーティブに変えるには

【事例7】　患者の意にそわず退院を決めた医師を責める主任

患者思いのL主任は、人工肛門を造設し術後三週間経過しても、自分でストーマケアができないでいる患者Mさんを自分でケアができるようになるまで入院させたいと考えていました。Mさん自身も、妻が働いているのでもう少し入院していたいと希望していました。それにもかかわらず、退院を決めてしまった主治医に対して、L主任は声を荒げて責めてしまいました。このようなとき、私たちはどのように対応すればよいでしょうか。

主治医には主治医の考え方があり、Mさんの退院の時期をどう考えるかについて、意見を聞いてみることが必要です。たとえば、

「先生はMさんの退院の時期についてどのように考えていますか。私はMさんの状況からみて、もう少し入院していることが必要に思います」

というように。それによって、主治医の考え方を理解しながらMさんの状況も考慮して退院時期について話し合っていくことが可能になるでしょう。それでも、主治医がゆずらず退院期日を変えようとしないという場合も起こりうるでしょう。そんなときは、

「せめて、在宅ケアのナースと退院後の生活について調整をするまでの時間、待っていてください」

と、あらためて交渉していくこともよいでしょう。

【事例8】　疼痛コントロールの仕方について医師を責めるナース

この事例のNナースは、がんの末期で疼痛コントロールが難しい患者さんの麻薬量について、医師に量を増やしたらどうかと提案したところ、医師に「増やすつもりはない」と言われました。カーッとして大声をあげて医師に詰め寄ってしまいました。私たちはこのようなとき、どのように対応すればよいでしょうか。

この事例のように、患者さんが苦しんでいる状況をどうにかしたい、どうにかしてほしいという気持ちから、他者に攻撃的言動をとってしまうことが現場では少なくありません。この場

合、前述のＤＥＳＣ法にのっとって考えてみましょう。いきなり「麻薬の増量を」という提案をするのではなく、まず、患者さんの状況をどのように認識しているか、問題として取り上げたい状況をお互いに共有し合う必要があります。共通の問題として認識した上で、お互いの考えを述べ合っていくのです。なぜ増量しなくてもよいと考えるのか、医師の見解を聞くことも必要です。

その医師は、麻薬に対して偏った考え方があるのかもしれませんし、もしかしたら、過去に麻薬の使い方にまつわる何か辛い体験があるのかもしれません。医師自身も悩んだり、苦しんだりしているのかもしれません。詰め寄られると、ますます防衛的になってしまうこともあるでしょう。

「どうしたらいいのか困っています」と、自分は悩み、困っているのだという気持ちを率直に話し、それが相手に伝わると、「えっ、そんなに困っていたんだ」と、考えてみようという気持ちになるかもしれません。そのことをきっかけに、もしかしたら医師自身が抱える苦しさが吐露されるかもしれません。苦しまぎれに相手を攻撃してしまうのではなく、自分の気持ちを率直に伝え合っていくと、苦しみが共感できたり、お互いに考えていることの理解が深まり、協働していくための新しい力が生まれるものです。

麻薬の増量だけではなく、他の薬物療法が必要だとアセスメントされたり、痛みの専門家に依頼することが必要になるかもしれませんし、お互いの意見を十分聞き、統合していくことで、患者さんの問題状況が明らかになり、よりよい介入ができる可能性が広がるでしょう。

以上、医師に対する攻撃的な自己表現をアサーティブに対応するにはどうすればよいかをみてきました。ナースは医師との関係において自分の意見が通りにくかったり、反対意見を言われたりすると感情的に反発したり、自己嫌悪に陥って防衛的になってしまうことがあります。人は皆違うのだから意見が違っているのは当然。お互いにいろいろな意見をもっていていいんだと思うことから始めてみてはいかがでしょうか。そうすれば、違いを脅威に思わずに、その事柄に焦点を当てて話し合っていけるようになるかもしれません。

3　ナースに対してアサーティブに自己表現してみよう

1　非主張的自己表現をアサーティブに変えるには

ナースは患者や医師に対してだけではなく、同僚であるナースに対してもアサーティブになりにくい傾向があることは、これまでみてきました。ナースに対してアサーティブに自己表現していくには、どのように対応したらいいか事例をふり返りながらみていきましょう。

【事例9】　自分の提案に反対するベテランナースに反論できない新任師長

新任の看護師長Oさんが、朝の申し送りの大幅な時間短縮を提案したところ、その病棟に一五年間勤務しているベテランのPナースに激しく反対されました。その強い態度に師長はそれ以上自分の意見を言えなくなってしまいました。このようなとき、私たちはどのように対応すればよいでしょうか。

Ｐナースが聞く耳をもたないという態度が強ければ、その場はいったん降りて、再度ゆっくり話し合う場を設けるようにしてみるのもよいでしょう。スタッフがもう一度集まって意見交換をする場をつくるのです。そのときには、なぜ自分がこれがいいと考え提案したのかについて、師長としての自分の意見をスタッフに伝えます。その上で、申し送りについてじっくりと意見交換をしていきます。ベテランナースと個別に話し合う場をつくることもひとつです。もし、「みんなが反対しています」と言われても、本当に全員が同じ意見かどうかはわからないので、他のナースの意見を聞きながら、全体の意見を聞くようにしていくとよいでしょう。

【事例10】　看護師長から休暇を返上してほしいと頼まれ、断れないナース

病欠者が出たので、休みを希望していた日に勤務についてほしいと師長から頼まれました。その日は、一人娘の最後の運動会に応援に行くのを楽しみにしていた日だったのですが、断りきれず引き受けてしまいました。けれども、その後で、娘のがっかりする顔が浮かんでとても憂うつな気持ちになってしまいました。このように勤務の調整は業務上、ついてまわるものです。私たちはどのように対応すればよいでしょうか。

通常、仕事の話になると業務上の責任感から仕事のほうを優先しがちになります。けれども、

周囲が何と思おうと個人の権利として個人の都合を主張する権利、アサーション権を誰もがもっているのです。アサーション権を確信して、自分がその日に休みを希望した理由、一人娘の小学校での最後の運動会なので自分としてはぜひ見に行きたいと思っていたことなど、自分の気持ちを表現してみることです。その際、

「夫が行けないから、私が行くしかない」

というのではなく、

「私が母親として、見に行きたいのです」

という自分の気持ちを、率直に表現できるといいでしょう。

ただし、何が何でも自分の主張を押し通すことがアサーティブというわけでは決してありません。したがって、師長の考えにも耳を傾けて、話し合いをしていくことが必要です。あなたの気持ちが師長に伝わって、「では、この日は他の人に当たるから、別の日に勤務についてもらえるだろうか」という話し合いになるかもしれません。病棟の事情がよく理解できたのであなたのほうが譲歩して、「他の人が難しければ、せめて時間休をもらえないでしょうか」というやりとりが生まれるかもしれません。いやいやではなく、納得して最初の意見を変えるというのもアサーティブなのです。

そのときは、自分の今の決心に責任をもつことが重要です。あの師長のために私が犠牲にな

った、とは考えないことなのです。また、家族に話すときも「あの師長のせいで……」ではなく、「自分がこのように考えてこう決めた」と、自分の決心に責任をもつようにしましょう。

以上、ナースに対して非主張的な自己表現をアサーティブな言動に変えるにはどのような対応ができるかみてきました。アサーティブなやりとりは、強制ではなく自分自身がやってもよいことをやっているわけなので、断るときも、引き受けるときも自分の決断と責任で、あとくされがなく、さわやかな歩みよりや妥協をすることができるようになるとよいでしょう。

もし、このような覚悟をして、自己表現をしていくことができれば、多少のもめごとは重荷にならないようになるでしょう。すべてのものごとが相手や自分の思い通りにならないのは当たり前ですし、葛藤が起こったときは、話し合うしかないからです。

2　攻撃的自己表現をアサーティブに変えるには

【事例11】　期待通りにできない新人に皮肉を言うプリセプター

経験三年目のQナースはプリセプターとして新人教育を行っていました。手際の悪い新人のRナースに対しては、緊張しないようにと配慮してかかわってきたのですが、一か月もすると他のスタッフから、どんな指導をしているのかと苦情を言われるようになりました。気を遣って一生懸命指導しているのに、何も変わらないRナースに腹立たしい思いがして、皮肉を言ったりするようになりました。

このような場合、私たちはどのように対応すればよいでしょうか。Qナースはいい先輩であろうとよくがんばってきました。しかし、がんばっているのにもかかわらず思い通りに成長しない新人ナースに怒りを感じたり、自分の教育が悪いのではないかと思い悩んでいました。そのようなときには、一人で抱え込んでしまわずに、自分が悩んでいることを他のスタッフに相談してみるとよいでしょう。「困っている」と、他のスタッフに相談することで、何かアドバイスをもらえるかもしれませんし、自分一人で抱え込み、責任をとっていると思いすぎないですむでしょう。また、新人Rナースに直接聞いてみるのも一案でしょう。たとえば、

「あなたが緊張しないようにと思ってかかわってきたけれど、あなたにとってはどうだったかしら」

というように。受け手の側が実際のところどう思っているかわかることで、あなたの感じ方も変わるかもしれません。

【事例12】　怒鳴った看護師長に反論できず、その後攻撃的になった主任

病棟の目標について師長と話し合っていたときに、主任が自分の意見を言っただけなのにも

かかわらず、ナースステーション内に響きわたるような大きな声で師長から怒鳴られ、何も言えず悔しい思いをしました。それ以来、主任は師長を避けるようになり、無視したり、皮肉を言ったり、反抗的な態度をとるようになりました。

このようなとき、私たちはどのように対応すればよいでしょうか。無視したり、皮肉を言ったりするのは攻撃的な言動ですし、期限に遅れるというのも受動的な攻撃ととらえることができます。主任はスタッフの面前で頭ごなしに怒鳴られ、傷ついたことに対して怒りの気持ちをもっているのでしょう。

この事例では、師長の対応で傷ついたことを「私は傷つきました」と、言葉で表現してみるとよいでしょう。表現しないままでいると、怒りの気持ちが内在して、後で攻撃に転じてしまうことがあります。怒りを感じたときは、感じたときに感情的にはならずに表現し、怒りの気持ちを出していったほうがいいでしょう。このときに大事なことは、「あなたは人を傷つけます」というメッセージを伝えることは攻撃になるので、「I（私）メッセージ」で伝えていくことです。怒りの気持ちを伝染させないで、自分の感情を素直に言葉と表情で示すことができれば、自分の怒りは和らぎ、さらに師長の行動が主任にどのように受け取られたのかが理解できる機会になるでしょう。怒りが小さいうちに適切な形で小出しにすることができれば、後で爆発させせないですみます。

それから、「大きな声で言われて動揺しています」「みんなの前で注意を受けているのは、私は落ち着いて聞いていられないので場所を変えてほしい」など、自分の不安や、動揺している気持ちをそのまま正直に表現することもひとつです。脅威のぶつけ合いによる泥試合は避けることができます。人間関係では、「弱さ」をみせた場合、さらに攻撃されることはめったになく、多くの場合、立ち止まってどうにかしようと、建設的になるものです。師長が何を表現しようとしているのか相手の感情につきあっていいと思えれば、その場ですぐというのが難しかったら、別の機会を設けて話し合うことで、より近づくことができるかもしれません。

一方、攻撃的な言動をとった看護師長に目を向けてみましょう。この師長のように攻撃的な言動をとる傾向にある人は、前章でみてきたように自分は絶対正しいのだから相手は自分に従うべきだと思っていたり、人間関係を力の関係、上下関係、勝ち負けでとらえ、自分の意見が通らなければ負けたように感じてしまうことが、多いようです。攻撃的な人は一見主体的に動いているようですが、その裏には、相手が自分と違うことへの不安、相手に逆らわれることへの恐れ、相手ときちんと話し合えない不器用さなどを抱えていることが多く、その意味で自分の気持ちに不正直です。正直に率直に自己表現をするなら、その不安や恐れ、不器用さを表現することも大切なのですが、それは相手に負けることと思っているのでしょう。そのような対応をされた相手は非常に不愉快ですし、攻撃的な言動が続くと自ら人を遠ざけ孤立化してしまいかねません。
「実は、新年度から病棟運営をどのように進めていこうか、私も悩んでいるのです」などと言えれば、「看護師長も困っていたのだ」と受けとめてもらえ、その上で率直な話し合いができる可能性があるでしょう。

以上、ナースに対する攻撃的な自己表現をアサーティブに変えるための対応をみてきました。自分の気持ち、怒りの程度を自分で感じることが大切です。脅威と感じていることは本当に脅威なのでしょうか。脅威のもとは、経験、価値観、意見、行動様式が違うだけという場合が普通です。違いは当然ありうるという前提でいれば脅威ではなくなるでしょう。自分の気持ちに気づいて、怒りの程度が強くなる前に、率直に小出しにして表現していけるようになるとよいでしょう。

4　医療チームにおいてアサーティブに自己表現してみよう

看護職はさまざまな職種の人々と連携をとりながら仕事をしています。連携を十分図ることができれば仕事が円滑に進みますが、連携の難しさを感じることが少なくありません。

2章のような事例に遭遇したとき、どのように対応できるでしょうか。

1　非主張的自己表現をアサーティブに変えるには

【事例13】　検査を拒否した患者への対応を主任に任せた担当ナース

患者のSさんは「検査続きでもう疲れた。これ以上検査は受けたくない」と、検査当日になって検査を受けることを拒否しました。主治医からは、「治療方針の決定には必要だから患者を説得するように」と言われ、検査室からは、「早く決めてほしい」と催促され、担当のTナースは身動きがとれなくなってしまい、対応を主任にゆだねてしまいました。

このような場合、私たちはどのように対応すればいいでしょうか。時間との戦いのような臨床現場のなかで、患者さんの希望に細やかにそっていくことは困難なこともありますが、ただ紋切り型に切ってしまったり、他者に対応をゆだねてしまわず、話し合い、調整を図っていく可能性を探ってみましょう。

たとえば、まず検査室と連絡をとって、

「Sさんは疲労困憊していて検査への抵抗感が非常に強い状態です。このまま強引に検査を受けさせることは避けたいと思います。ただ、今日の予約をキャンセルしたら、いつ検査ができるかわからない状況であることも確かなので、Sさんともう一度話し合う時間をつくりたいと思います。そこで、検査の順番を最後にまわしてもらえるでしょうか」

と、聞いてみます。そして、患者のSさんに、

「今日検査をしなければいつ検査ができるかわからない状況なので、しっかりと考えたほうがよいと思います」

と、説明します。そして、

「検査を遅らせてもらうので、その間にしっかり考えていただけますか」

と、伝えます。医師とも、

「Sさんは検査への抵抗感が非常に強いので、このまま強引に検査を受けさせるのは避けた

いと思います。検査の時間を最後にまわしてもらえたので、その間にSさんと話し合う時間をつくっていただきたいと思います」

と、もう一度患者さんと話し合うように時間を調整します。そして、

「もう少しじっくり考え、話し合って決めましょう」

というように、Sさんに働きかけてみてはいかがでしょうか。

【事例14】　多職種会議で発言できない代表ナース

Uナースは病棟の看護チームの代表としてクリティカルパス作成のための多職種会議に参加していましたが、会議の場ではどうしても多数派の意見に同調してしまいがちでした。しかし、病棟に帰ると仲間からは反論され、今度こそは、と意気込んで次の会議に臨むのですが、あまり対立したくない気持ちも手伝い、その上、専門用語を使って反論され、意見を引っ込めてしまっていました。そのうち身体症状まで現れ、会議に出席するのが苦痛でたまらなくなりました。チーム医療を推進していく上では、このような多職種会議は増えていくことでしょう。私たちはどのように対応すればよいでしょうか。

Uさんは、看護チームの代表という役割にとらわれすぎて自分の意見も合わせなくてはいけないと思い込んでおり、同時に、理学療法士と意見が対立して関係が悪化することを恐れてい

ます。そして、自分自身の意見を言えなくなっています。病棟ではナース仲間に同調し、全体会議では話し合いを先導している理学療法士に同調してしまいます。理学療法士、看護チーム仲間両方から「Uさんは自分と同じ意見」と思われ、どんどん自分を追いつめることになりました。この状態が続くと、自分がどんな意見をもっていたのかさえわからなくなり、さらにストレスをため込むことになります。

まず、今の状況が看護チームの○○さんの、理学療法士の○○さんの主張が強いから……など、周囲によるものではなく、自分自身が自己表現できないことが原因になっているという事実に気づくことが必要です。人はそれぞれ違うのだから、自分が人と違う意見をもっていてもよいと思えることです。看護チーム仲間とも、理学療法士とも少しずつ意見が違うことは当然起こりうることなのです。

そもそもよりよい医療を、効率的に患者さんに提供しようという同じ目的で活動をしているのですし、ましてや、ケアの標準化をしていくのならば、その根拠を吟味し明確にしながら、さまざまな視点で検討していくことが重要です。

看護チーム内の話し合いにおいて、

「これまで話し合いをしていくなかで、それぞれの意見を聞いていろいろ考えてみたのだけれど、こういう案はどうでしょうか」

と、自分なりの考えを看護チームに提案してみるといいでしょう。その話し合いで妥協案が見つかれば、相互に歩みよることになるので、その後の全体会議でその妥協案を持ち出してもう一度話し合うというのも、ひとつの方法だと思います。

以上、医療チームにおいて非主張的な自己表現をアサーティブに変えるにはどのように対応すればよいかをみてきました。全体会議のようなさまざまな職種が参加している場においても、相手の年齢や職位にかかわらず、自分の意見は大切なのだと確信してアサーティブに発言していくことを、少しずつ自分らしいやり方で取り組んでみるとよいでしょう。

2　攻撃的自己表現をアサーティブに変えるには

【事例15】　医師に怒鳴られ、助手を怒鳴ったナース

緊急で検査する必要のある検体が検査室に届いておらず、ナースは医師から怒鳴られてしまいました。検体を検査室に届けることを依頼した助手に確認したところ、「今やっている仕事が終わったら持って行こうと思っていた」と答えたので、思わず助手を怒鳴ってしまいました。このような場合、私たちはどのように対応すればよいでしょうか。

私たちは、他者に仕事の依頼をする際に、

「至急なので、急いで持って行ってほしいのです」

ということを、命令するのではなく、緊急であることが伝わるように、しっかりと依頼することが必要になります。言葉からも、その態度からも緊急性がよく伝わってくるので、

「わかりました。急いで届けます」

と、引き受けて速やかに持って行ってくれるかもしれません。また、看護助手が他にも急ぎの仕事をすでに行っており、

「今はこれがあるので、私はいけません」

と、断られたとしても、断る理由がよく理解できれば納得できます。他の看護助手に依頼するとか、もしくは自分が行くとかその状況で可能な方策を講じればよいわけです。

この章では、アサーティブな対応を具体的にみてきました。「こんなふうに言えたらいいけれど、でも実際にはね……」という気持ちをもつ方もいるかもしれません。

いつもアサーティブに自己表現するというのは難しいので、発言できそうなときに言える範囲で言ってみてはいかがでしょうか。意見を言いたくないときは、言わなくてもいいわけですし、少しずつ感じをつかみながら自己表現していけばよいと思います。それは自己選択です。アサーション権を使う権利もあるし、使わない権利もあるのです。ただし、自分で言わないと

決めたら、その決心は自分で引き受けて、「あの人は、ああいう人だから」と、人のせいにしたり、心のなかで攻撃を向けないように注意しましょう。

また、反対意見を言われたりすると感情的に反発したり、自分はだめなんだと自己嫌悪に陥ったりする場合がありますが、これは、「自分自身を否定されたのではなく、ひとつの意見について否定されただけだ」と理解できれば、その事柄に焦点を当てて話し合っていけます。

葛藤状況に陥っても、「人は皆違うのだから、意見が違っているのは当然。違いは脅威ではない。お互いにいろいろな意見をもっていていいんだ」と思うことから、始めてみてはいかがでしょうか。

発言できそうな場面から練習のつもりで発言するようにして言ってみます。そして少しずつ、その機会を増やしていくようにしてみましょう。

あなたの人生の主役は、あなた自身なのですから。

（片平好重）

5章

アサーション・トレーニングの実際

本章では、ナースを対象としたアサーション・トレーニングの実際について概説します。研修としてアサーションを取り入れたいと願っている組織は年々増加しており、その要請に応えきれないほどです。募集人数の一〇倍以上の希望者が殺到することも珍しくありません。また、今日ではアサーションに関する書籍はいくつも出版されていますし、インターネットで検索すればいくつものアサーションに関するサイトを見つけることができ、入手できる情報は飛躍的に増えています。

しかし、このようにアサーションについて知る機会は増えたものの、必ずしもアサーションのことが適切に理解されているわけではなく、さまざまな誤解や時には過剰な期待をされている場合もあります。また、トレーニングでは実際にどのようなことをやるのかはほとんど知られていません。そして、組織としてトレーニングを導入したいと思っても、トレーニングに使える時間はそれぞれの事情によってさまざまです。

ここでは、筆者がナースを対象として行っているトレーニングの実際について、その内容と実施方法、効果と実施上の留意点などについて具体的に述べることにします。トレーニングがどのように行われるかを理解していただくことで、とくに今後研修として取り入れたいと思われている方たちにとっての参考になればと思います。

なお、アサーションあるいはアサーティブネスに関するトレーニングにはさまざまな立場がありますが、筆者のトレーニングは、平木典子先生がアメリカから日本に持ち帰り、日精研心理臨床センターで二〇年間にわたって実施してきたトレーニングをナース向けに改良したものであるということをお断りしておきます。

1 ベーシック・トレーニング

まずはじめに、ベーシック・トレーニングについて説明します。これは、基礎コースと実習コースからなり、両方に参加することでアサーションの基礎を学び、よりアサーティブな自己表現を体験的に習得することを目的としています。

1 基礎コース

(1) トレーニングの構造

基礎コースは、小講義とさまざまなチェックリストによる自己検討やグループでの話し合いによる体験学習によって構成されており、通常二日間で計一二時間程度かけて行われます。参加者は一八〜三六人程度が最も適切なサイズで、トレーナーは一人ないしは二人で行います。参加者をこのように少数に限定するのには、いくつかの理由があります。

まず、第一に、トレーニングはトレーナーが一方的に進めていくものではなく、参加者の自発的な取り組みを大切にします。そのために、参加者からの質問も大切にします。つまり、わからないことをアサーティブに質問してもらい、それについて参加者全員に考えてもらい、答えることによって理解を深めていきます。しかし、大人数の前で質問するというのは、日本人は概して苦手です。あまりにも大人数だと、本当はわからないことがあるのに質問が出されず、あいまいな理解のまま、あるいは誤解をしたまま進んでしまうことにもなりかねません。したがって、アサーションについて的確に理解してもらうためにも、少人数でのトレーニングが望ましいのです。

第二に、トレーニングでは、より多くの人とかかわることによって、「人はそれぞれその人らしさがあり、それを大切にしていっていいんだ」ということを体験してもらうために、何度かグループ編成を変えます。大人数の場合、そうしたときの時間的なロスが非常に大きく、実質的な内容が少なくなってしまうということもあります。

第三に、現代の私たちは、多くの人と広く浅くつきあうことには慣れていますが、じっくりと深く人とかかわることがますます難しくなっています。だからこそ、少人数のトレーニングのなかでじっくり人とかかわるという体験は、初めは多少の不安とストレスを感じるものですが、次第に充実感が得られるものに変わっていきます。じっくりと人とかかわることができれば、職場での人間関係を苦痛に感じることも減るでしょう。

このように、少人数でトレーニングを行うことは、トレーニングの効果をより高めるために非常に重要なことなのです。

基礎コースは、通常は二日間で行いますが、一、二週間おいて一日ずつ二回に分けて行ったり、二・五時間を五回計五週間にわたって行うこともできます。二日間の集中で行う場合、トレーニングに集中でき、一度に多くのことを学べるというメリットがあります。一方、何回かに分けて間隔をあけて行う場合、トレーニングで学んだことを少しずつ実生活で確かめたり生かしたりでき、また、実生活のなかで新たに生じた疑問や課題をトレーニングで取り組むことができやすいというメリットがあります。

(2) トレーニングの内容

基礎コースでは、①アサーション理論、②自己信頼とアサーション権、③ものの見方・考え方（認知）とアサーション、④言語レベルのアサーション、⑤非言語レベルのアサーション、の5つの領域を学びます。

① アサーション理論

まず、アサーションとはどのような自己表現か、そうでない自己表現（非主張的自己表現・攻撃的自己表現）とはどのようなものかについての講義をします。その後、看護場面におけるよくありがちな対人葛藤場面や対話場面を取り上げたチェックリストを用い、3つのタイプの自己表現（2～5頁参照）を区別する練習をします。次にグループでの話し合いに進み、お互いのアサーションの理解を確認します。ここでの目標は、3つのタイプの自己表現の特徴を理解するということですが、それによって、普段の自分は誰（上司・部下・同僚・医師・患者・配偶者・子どもなど）に対して、またどのような状況でどのような自己表現をしているかを意識化し、自己理解を深めることにもつながります。

② 自己信頼とアサーション権（自己表現の権利）

自己信頼の3つの要素、すなわち自己理解・自己受容・自尊心について小講義を行います。次に、自己信頼を高めるワークをします。普段は見落としがちな自分の能力やよいところを再発見し、自分自身をエンパワーすること、他者の肯定的側面を見つけることを学びます。このような実習は、初めは多くの人が恥ずかしがったり抵抗を感じたりしますが、やっていくうちにそうした気持ちも薄れ、むしろその大切さを実感できるようになります。

次に、アサーション権（自己表現の権利）について学び、どのような権利を使えているか使えていないかをふり返り、自他の権利を確信します。

③　ものの見方・考え方（認知）とアサーション

普段、自分はどのようにものを見たり考えたりしているのかをふり返り、他者のものの見方や考え方との相違を明らかにします。そして、A・エリスの非合理的思い込み（irrational belief）について学び、アサーティブなものの見方・考え方を学びます。

④　言語レベルのアサーション（日常会話のアサーション・問題解決のアサーション）

日常会話のアサーションでは、ロールプレイのなかで相手に何かを頼んだり断ったりする場面を通して、イエスとノーをアサーティブに表現すること、そして、お互いに納得できるような歩み寄りをすることを練習します。また、問題解決のアサーションとしては、看護における対人葛藤場面を例題にして、DESCを用いたセリフづくりの練習をし、実際場面でどのようにアサーティブに自己表現するのか、そのコツをつかみます。さらに、時間にゆとりのあるときは、メンバーが実際に困っている現場の状況をあげてもらい、それに対するDESCを作成し、現場に戻ったときの対応のヒントを得ます。

⑤　非言語レベルのアサーション

アサーションの非言語的な側面について学びます。また、自分のそして相手の感情をどう扱うかについての講義をします。とりわけ、ナースの場合は、自分自身の怒りをどのように扱ったらよいか、相手の怒りにどのように対処したらよいかについてのヒントを伝えるようにしています。

このように、基礎コースは、単に受身的で一方的な講義によるトレーニングではなく、チェックリストによって自分自身をふり返る作業や、グループによる作業や話し合いが頻繁にあるので、参加者は、自分自身の自己表現や人間関係の課題とその解決法について、単に知的に理解するだけでなく、情緒的体験的な学びをすることができます。この二日間のトレーニングを受けるだけでも、日常生活における自己表現が大きく変わる人が少なくありません。

2　実習コース

このコースは、基礎コースを終えた人を対象とするものです。基礎コースでアサーションの基礎について理解し、自分自身の自己表現の課題が明確になった人であっても、日常生活における実際の自己表現は、なかなか変化しない人も時にいます。また、基礎コースの直後には変化が見られたものの、時間の経過とともに大切なことを忘れてしまい、元に戻ってしまう人もいるかもしれません。さらに、基礎コースでも変化したけれど、もっとアサーティブになりたいと願う人も少なくありません。そこで、このコースでは、参加者一人ひとりの自己表現の課題を、現実生活の具体的な場面に即して取り上げ、少人数によるロールプレイを何度も行い、よりアサーティブな言動を、体験を通して身につけることをねらいとして行います。

たとえば、こんなことが課題として参加者から出されます。

・攻撃的な医師に対して、きちんと自分の意見が言えるようになりたい。
・いつも部下を注意してばかりいるので、部下をきちんとほめられるようになりたい。
・カンファレンスの席で、皆の意見とは違う自分の意見をきちんと主張したい。
・いつも話を聴いてくれない上司に対して、話を聴いてほしいということを伝えたい。
・こちらの指示を守ってくれない患者に対して、「困る」ということを落ち着いて冷静に伝えたい。
・人からほめられても、いつも素直に喜べず卑屈になってしまうので、ちゃんと「ありがとうございます」と言いたい。

これらはあくまでもほんの一例で、他にもさまざまな課題が取り上げられます。参加者は、自分の課題をロールプレイで演じたり、他の参加者の課題で相手役をやったり、また、ロールプレイを観察することを通して、日常生活ではできなかったアサーティブなかかわりが実際にできるようになったり、すでにやれていたことにあらためて気づいて自信を深めたりといった変化が見られます。

このコースでは、参加者の主体性が最大限に尊重されます。つまり、トレーナーが「こういうときにはこんなふうに言うほうがよい」といったマニュアル的なアドバイスはほとんどしません。それよりも、参加者自身が自分らしい自己表現を見つけることを大切にするのです。また、自己の課題を集団のなかでロールプレイとして演じることは、誰でも多かれ少なかれ不安や抵抗を感じるものですから、トレーナーは参加者が安心して自己開示できるような雰囲気づくりを心がけます。そして、ロールプレイによる行動変容を促進するために、スモールステップの原則とポジティブフィードバックの原則にのっとってじっくりと取り組んでいきます。

このコースは、全体の参加者数にもよりますが、二日間で一四時間程度必要になります。終始ロールプレイによる実習で行われるため、参加者六～八人程度に一人のトレーナーが必要になります。また、基礎コース終了直後に実施するのが効果的ですが、数週間から一か月後に実施してもよいでしょう。

2　短縮版トレーニング

アサーションを研修として取り入れたいと考える組織は年々増えていますが、ベーシック・トレーニングを実施する時間的ゆとりがないことも少なくありません。そこで、ベーシック・トレーニング以外に、組織の実情に合わせた短縮版トレーニングも行っています。

1　一日コース

一日コースは、六～七時間程度のトレーニングです。ベーシック・トレーニングの基礎コースの内容をすべてやる時間はないので、その中の三領域程度を短縮して実施します。アサーション理論は必ず最初に入れ、あとはその組織の実情や研修目的によってその他の領域から二領域を入れます。たとえば、自己信頼と認知上のアサーション、日常会話のアサーションと問題解決のアサーションなどです。また、最近では最後の小講義として、感情の扱い方、とりわけ怒りへの対処について取り上げるようにしています。

参加人数は、四八人程度が限度です。この一日コースでも、時に大きく変化できる人もいます。しかし、時間的な制約もあるので当然ですが、多くの参加者が「もっと深く学びたい」という感想をもつようです。

2　半日コース

二〜四時間程度の研修です。二時間程度の場合、講演という形での依頼か、トレーニングという形での依頼かによって内容は異なってきます。講演であれば、アサーションとは何かを中心に、他の四領域のエッセンスをコンパクトにまとめて伝えるようにしています。トレーニングという形であれば、アサーション理論について、講義とチェックリストそしてグループディスカッションを行います。三〜四時間の場合は、アサーション理論を中心に、他の一つか二つの領域を短縮して実施します。

このような短時間の研修は、必ずしも少人数でなくとも実施することは可能です。場合によっては一〇〇人以上でも実施することができます。しかし、短時間のためにアサーションを表面的に学ぶことしかできず、参加者の自己表現が実際に変化するところまでいくことは困難です。また、アサーションについて誤解してしまう人も時におり、アサーションを単なるテクニックと勘違いしたり、アサーションの奥深さや難しさも理解されにくく、かえって逆効果になる可能性もまったくないとはいえません。たとえば、本当は非常に攻撃的な傾向の強い人が、中途半端な態度で研修を受けると、自分はアサーティブに自己表現できていて何の問題もない、と誤解して終わってしまうようなことも起こりうるのです。

したがって、多くの人にアサーションについて知ってもらい関心をもってもらう導入的な研修としてはよいのですが、それによる自己成長あるいは人間関係の改善や組織の変革までは望めません。

3　リーダーのためのエンパワーメント・トレーニング

次に、アサーション・トレーニングのより応用的な活用法について紹介しましょう。アサーション・トレーニングは、それ自体で独立した研修として実施できますが、組織の研修の目的に応じて、時には他のプログラムと組み合わせることで、より一層効果を上げることができます。とりわけ、看護師長や看護部長など、職場のなかでリーダーの立場にある人たちのエンパワーメントに役立つトレーニングを二つ紹介しましょう。

1　カウンセリング学習との併用

アサーション・トレーニングでは、どのようにして自分自身を表現するかということが中心となりますが、「自分も相手も大切にした自己表現」という定義からすれば、いかにして相手を理解し相手の話をきちんと聴くか、ということも非常に重要な態度であり大切なスキルです。実際に、非常にアサーティブな人は、単に自分を表現するのが上手なだけでなく、相手に対して積極的な関心をもち、聴き上手であることが多いものです。したがって、カウンセリングの学習と併用することも、アサーションのスキルをより高める上で非常に効果的なのです。

筆者は、ある県のナースの離職予防プログラムとして、カウンセリングとアサーションについて学ぶ一週間の研修を六年間継続したことがあります。その県は全国的にみて離職率が高く、その対策の一環として、県内の病院に勤務する看護師長以上の職にある者を対象として研修を行いました。離職率が高いこと自体が悪いと単純にいうことはできません。離職にいたる理由にはきわめて個人的なものもあるでしょう。また、離職率が高いからといって、そのすべての責任が管理職にあるわけでもありません。しかし、もし離職の理由が職場の人間関係によるものが少なからずあるとするならば、そのことについて積極的に取り組むことは、今後の組織の活性化にとっても、ひいてはよりよい患者ケアのためにも大いに役に立つでしょう。

たとえば、その研修のなかでは、仕事を辞めていこうとする部下と相談にのる上司という設定ではじめにロールプレイをやってもらったのですが、多くの参加者が部下の話をきちんと聴くことができず、結局は説教で終わってしまったり、引き留めはするものの病院側の困った事情を説明することに終始してしまったりして、お互いにとって満足のいく話し合いがほとんどできませんでした。しかし、カウンセリングの考え方と基本的な技法、そしてアサーションについて学んだ後には、部下役にとっても上司役にとっても充実した話し合いが可能になり、上司としてのそれまでの自分のかかわり方を反省するだけでなく、今後部下の話を聴くときに何に注意し、どのように接したらよいかのヒントが得られ、自信にもつながったようです。

ナースは、患者にとって最も身近な相談相手であり、また、管理的な立場になればなるほど、部下などから相談をもちかけられる機会も増えるでしょう。アサーションについて学ぶことなく、カウンセリングの学習のみを深めていってしまうと、ひたすら受身的に相手の話を聴く姿勢が強くなってしまい、自分自身がストレスを抱え込んでしまう結果にもなりかねません。また、相手を受容しなければならない、共感しなければならないといった非合理的思い込みを強めてしまうことにもつながりかねません。さらに、看護の世界でのカウンセリング学習では、患者への共感と受容は強調されるものの、それらと同等に重要なナース自身の自己一致（self-congruence）もしくは純粋性（genuinness）はあまり知られていないようです。そのために、相手の話を聴いている自分自身の内面への気づきが難しくなり、相手に対する否定的な感情を抑圧してしまったり、必要以上に自分を責めてしまい、それが積み重なると燃え尽きることにもなりかねません。しかし、カウンセリングの学習にアサーション・トレーニングを併用することで、単に受身的に、時には自己犠牲的に相手の話を聴くのではなく、自己の感情や感覚も大切にしつつ能動的で積極的に率直な対話ができる相談相手になれる可能性が出てくるのです。

2　心理教育プログラムとの併用

これは、基本的には二日間のアサーションの基礎コースに加えて、半日から二日間程度の時間がある場合に行うものです。二日間のアサーションの基礎コースを行い、さらに自己理解、他者理解、対人関係理解につながる構造化された体験学習プログラムを用い、そのなかで、アサーションで学んだことを試行する機会とするのです。また、二日間の基礎コース終了数か月後にフォローアップ研修として実施することも可能です。

アサーションの基本的精神は、自他尊重の人間関係です。自分も相手も大切にするということは、お互いに葛藤を起こさないように深くかかわらないということではありません。むしろ、自己と他者の共通点と相違点を知り、その上でお互いに歩み寄ろうとするものなのです。そのためには、自分とは異なる他者の性格や背景や価値観を知り、受け入れることが必要になります。そうしたことを体験的に学ぶために、自己の学習スタイルを知るプログラムや、自己の価値観を確認し他者の価値観に触れるプログラムを行います。

また、他者を理解し尊重できるためには、他者の話をきちんと聴くスキルが必要ですが、その前提として、日ごろいかに相手の話をきちんと聴かないですましているかということを理解しておくことも重要です。そのために、相手の話をあえて聴かないというプログラムを行い、そこから普段の自分の話の聴き方をふり返り、話を聴いてもらえないということはどのような体験なのかを実感してもらいます。その上で、いかにして話をきちんと聴くかということを、ロールプレイを通して体験的に学びます。

そして、仕上げとして一人ひとりが積極的に参画しなければ解けない問題を解決する集団コンセンサスプログラムを行います。これは、ゲーム的に楽しみながら実施できるものから、集団ロールプレイとして実施できるものまでありますが、いずれにしても参加者一人ひとりが等しく重要な役割を担い、しかもお互いにきちんと自己表現し、かつ他者にも配慮して進めていかなければ解決できないような課題で、まさにアサーティブな関係が問われるのです。

また、プログラムの途中には、必ずリーダーシップの機能に関する講義を入れます。日本では、有能なリーダーとは、課題達成（task もしくは performance）志向の強い仕事のバリバリできる人というイメージが強く、リーダーの機能として同じように重要な集団維持機能や人間関係維持機能（maintenance）については、あまり知られていなかったり軽視されていたりします。そのために、アサーティブなリーダーが育ちにくく、どちらかといえばリーダーは攻撃的になりがちです。

しかし、真に有能なリーダーは、単に仕事ができるだけでは不十分ですし、部下を叱っているだけでは部下は育ちません。的確に指示を出せるだけでなく、時には部下をほめ、部下のやる気と自発性を引き出せること、組織の人間関係に配慮しまとめていくことにもエネルギーを注ぐ必要があります。そのためには、リーダーである者が自己を的確に表現できる能力はもちろんのこと、部下の話をいかにして的確に聴けるかといったことも重要な要素であり、集団維持機能・人間関係維持機能について理解しておくことは非常に重要なのです。

4 トレーニングの実施と参加について

ここまでのところでトレーニングがどのように行われ、どのような内容が扱われるか、おわかりいただけたと思います。しかし、トレーニングにはもうひとつ大事な側面があります。それは、トレーニングを誰が主催するか、そして、どのような人が参加するかということです。

1 どこがトレーニングを主催するか

(1) 院内研修として

トレーニングの依頼のなかで最も多いのが、病院の院内研修として実施するものです。院内研修としてアサーション・トレーニングを実施する場合、メリットとしては、メンバー同士がお互いにある程度知り合いである場合が多く、トレーニングの場に比較的早くなじめるということがあります。そして、病院の事情についても共通理解が得られやすいので、人間関係をめぐるお互いの悩みや課題を共有しやすいということもあります。また、病院内で同時に多くのナースがトレーニングを受けることで、研修終了後もお互いに励まし合いながら自己表現の課題に取り組んでいくことができますし、アサーションの考え方が組織に浸透しやすいかもしれません。

しかし、トレーニングの場は日ごろの人間関係の影響も受けるために、かえって不安や緊張感を感じたり、防衛的な態度が強くなる参加者もいます。なぜならば、人間関係にかかわる自分自身の悩みや自己表現の課題は、日ごろのつきあいがある人にはかえって言いにくいということもあるからです。「こんなことを言ったら変に思われるんじゃないか」と不安を感じる参加者もいるでしょう。また、トレーニングのなかで、場合によっては日ごろからうまくいっていない人と一緒のグループになることもありえますし、話したいことが話せなくなることもあるでしょう。

(2) 研修機関の公募

次に、院内研修ではなく、地方自治体や看護関係の各種団体などが主催者となって、複数の病院から参加者を公募するという方法もあります。この場合、同じ病院からの参加者は、まったくいない場合がほとんどで、いたとしても数人程度です。この形式で行うトレーニングでは、参加者同士がほとんど初対面で、最初は不安や緊張感を感じることが多いため、導入段階の工夫が必要です。病院内の研修では基本的にはしないのですが、こうした公募の研修では、はじめに全員の前で一人ずつ自己紹介をしてもらい、その際に、日ごろ仕事をしているなかで、人間関係や自己表現にかかわることで悩んでいることや解決したいと思っていることを簡単に話してもらうことがあります。すると、悩みや問題を抱えているのは自分だけではないことや、自分と同じような課題を抱えている人がいることがわかり、非常に安心するようです。また、最初にこうした話をすることで、研修がそうした問題を扱う場であるという雰囲気がつくられ、学習への動機づけを高めることができます。

このように、一方では自分と他の参加者の共通性が認識され、ある種の仲間意識や連帯感が生まれ集団の凝集性が高まり、お互いに刺激し合って課題に取り組む意欲がより高められるというメリットがあります。また、同じ病院の人には話しにくいことでも、日ごろのつきあいがない人には本音を言いやすいということもあり、それだけでもある種のカタルシスが得られることもあるのです。

しかし、ひとつの病院から一度に多くの人が参加できるわけではないので、アサーションの考え方の職場への浸透という意味では、さほど効率的ではないかもしれません。しかし、ある人がこのような公募による研修に参加し、研修後に職場のなかで非常にアサーティブに変化したということで、その病院から院内研修を依頼されるということも少なからずあります。

(3)　一般市民としての参加

ナースのみを対象としたトレーニングではなく、日精研心理臨床センターなどで開催されている一般市民を対象としたトレーニングに参加するということも、ナースだけのトレーニングでは得られない大きな意味があります。

私たちは、専門家として仕事をしていると、自分たちのものの見方や考え方あるいは価値観を、いつの間にか当然のこととしてみなすようになりがちです。しかし、専門家にとっては当たり前のことであっても、一般の人とは著しく異なっていたり、時には偏っていたりすることがあるものです。そうしたことは、病院のなかで医療スタッフや患者さんとかかわっているだけではなかなか気づきにくいのです。一般市民と一緒にトレーニングを受けることで、自分自身の個人的な問題や特徴を越えた、ナース特有の非合理的思い込みや課題に気づくことがあります。

また、ナースが抱えている自己表現の課題は、職場のことだけとはかぎりません。家族のことや友人のことなどさまざまであり、人によっては職場よりもプライベートな人間関係のほうで悩んでいることもあります。しかし、ナースのみを対象としたトレーニングでは、どうしても仕事に関することが中心になってしまい、そうしたプライベートな課題に触れることは難しいのです。そのような場合は、むしろ一般市民対象のトレーニングに参加し、一個人としての自分自身に焦点を当てることで、大きな収穫が得られるでしょう。そしてその成果は、必ず職場のなかでも生かせるものです。

2　誰がトレーニングに参加するか

(1)　経験年数の違い

筆者は、これまでに看護大学生を対象としたアサーションに関する授業から、看護師長以上の管理職を対象としたエンパワーメント・トレーニングまで行ってきました。その経験による実感としては、はっきりとしたトレーニングの効果が期待できるのは、二〇代後半から三〇歳前後以上のナースであるように思います。

もちろん、それよりも若いナースでも、アサーションに関心があり自己表現を改善したいという動機づけが高い人であれば、同様の効果が十分期待できます。しかし、病院内の研修として上司の指示で参加したような場合、非常に受身的で消極的な態度でしか取り組めなかったり、アサーションそのものに関心がもてなかったりすることが珍しくありません。これは、そうした人たちに問題があるというよりも、むしろ二〇代半ばくらいまでは、自己表現や人間関係に多少の関心はあっても、そのことを普段から考え取り組むほどの時間的・精神的ゆとりがないからではないかと推察されます。

一方、ある程度の年齢に達しナースとしての経験も豊富な人たちは、何らかの形で仕事のなかでの人間関係や自己表現に対する問題意識をもっており、トレーニングの場を有効に使える場合が多いように思われます。そうした人たちのなかには、ほどよい自信をもっている人もいますが、自信がもてずに悩んでいる人もいます。いずれにしても、仕事に対しては責任感を感じており、前向きでより自分を高めたい成長させたいという気持ちをもっています。

もちろん、時には経験年数が多いがゆえに、それまでの自分の経験や考え方に固執し、アサーションに対して抵抗を示す人もいます。たとえば、部下をほめることも重要だということを聴くと、それまで部下を叱ることとしかやってこなかった人は、今までの自分のあり方を否定されたと受け取ることもあります。そうした人は、しばしば表面的には自信があるように振る舞っているものの、実は不安が強い人であることが多いようです。

⑵ 自主参加か上司のすすめによる参加か

院内研修にしろ、公募形式の研修にしろ、その人が自主的に参加しようと思ったのか、それとも、上司のすすめなどによって参加することになったのかという違いもあります。

自主参加の人は、普段から自分自身の自己表現の課題を意識しており、よりよい人間関係を築いていきたいと願っているでしょう。トレーニング中の講義を単に受身的に聴くのではなく、自分の課題と照らし合わせながら聴くことができるので、内容の理解も進みやすく、疑問に思うことやわからないことをあいまいにせず、質問して明確にするという形で学んでいきます。グループでの話し合いにおいても、自己開示することをためらわず、積極的に話し合いに臨み、そのなかでさまざまな発見や気づきを得ることができます。

上司のすすめによって参加した人であっても、その上司との関係が良好な人や、それほど自己防衛が強くない人は、トレーニングが進むにしたがって関心を示すようになり、徐々に積極的に取り組むようになり、もっと学びたいという意欲をもつようになります。最終的に、自分に参加をすすめた上司に感謝する人もいます。

しかし、すすめた上司との関係が悪い人や、日ごろからトラブルメーカーになりがちな人、自信がないがゆえに自分のことに触れられたくない自己防衛の強い人、対人関係や集団に対して強い不安を抱きやすい人のなかには、最後までトレーニングになじめなかったり、緊張や不安がとれなかったり、あるいは上司に対する否定的な感情がトレーナーに置き換えられたりすることがあります。

もちろん、上司のすすめで不承不承参加した人が、トレーニングを受けていくなかで関心を示しはじめ、途中から積極的に取り組むようになるということも少なくありません。しかし、なかには研修に参加するよう上司に言われたのは自分に問題があるからだと受けとめて気分を害し、トレーニング中も自発的に取り組むことができず、不満をもったまま研修を終えてしまう人もいます。研修終了後には、何らかの形で研修のフィードバックをもらうようにしていますが、トレーニングに対する不満や疑問を記述する人のほとんどは、自発的な参加ではなく上司のすすめあるいは命令によって参加した人です。

また、こうしたことが本人だけの問題で終わればよいのですが、そうした人の消極的あるいは否定的な参加態度が、他の参加者のやる気を阻害してしまうことも起こります。たとえば、本人にやる気がなければ、講義にはほとんど耳を傾けずに寝てしまったり、グループでの話し合いの時間でも課題に取り組めず、むだ話をしがちです。それでも、話しかけられた人に十分やる気があったり、アサーティブな場合は、話題を元に戻すことができますが、やる気はあっても非主張的な人は、いやいやながらもむだ話につきあってしまいます。

というように、他のメンバーの学習にとっても否定的な影響を及ぼしかねません。

このように、どのようなプログラムを組むかだけでなく、どこがトレーニングを主催するのか、どのような人が参加するのかによっても、得られる効果は大きく異なってくるのです。

5　トレーニングに対する期待と効果

アサーション・トレーニングが社会的に少しずつ認知されるようになり、近年とりわけ看護の世界で非常に注目されているのは、それだけ多くの期待がされているということでもあります。そうした期待のなかには、アサーションを理解した上での現実的な期待もあれば、誤解に基づく非現実的で過大な期待もあります。また、役に立つものらしいということは知られていても、実際にどのような効果があるのかということは、あまり知られていません。

1　アサーション・トレーニングに対する期待

(1)　組織としての期待

病院などの組織からの依頼で、アサーションについてほとんど知識がない場合、「どういうものかわからないけど、流行《はや》っているらしいからやってみよう」という程度の期待もあれば、

「一度試験的に導入してみて、役に立ちそうだったら毎年実施しよう」というものまで、さまざまです。また、教育研修担当者がある程度アサーションについて理解しており、参加経験のある人から話を聴いたことがあるような場合、「院内の人間関係の改善に役立つのではないか」とか、「これからのリーダーにはぜひ必要なトレーニングではないか」という、現実的な期待をされることが多いように思われます。

しかし、ときには、半日コースを受けるだけでも、病院全体の人間関係が改善されるのではないかという過大な期待をもたれることもあります。また、病院のなかで扱いに困っている問題ナース、たとえば、リーダーとして適切に機能していない、人づきあいが苦手で暗い、といった人を治療してくれるのではないか、という的はずれな期待をされることもあります。

(2) 個人としての期待と不安

トレーニングに参加する個人としては、日ごろ悩んでいることを解決するためのきっかけが得られるのではないか、というものから、トレーニングに参加すれば、今まで困っていたことのすべてが解決するのではないか、というかなり大きな期待をもたれることもあります。時には、トレーニングを受ければ、催眠術にかかったように、何も葛藤を感じることなく問題が解決できるのではないか、自分の嫌な性格が一気に変わるのではないかという非現実的な期待をもたれることもあります。また、こういう状況では、こういう人に対してはどんなことを言えばいいかをマニュアル的に教えてくれるのではないかという期待をされる場合もあります。

しかし、ハウツーで教えられたことは、すぐにその通りにやればできるという反面、自分の頭と心で体得したものではないために、あらかじめ想定した以外の状況に遭遇すると、どうしたらよいかわからなくなってしまいます。

一方、未知のトレーニングに対して不安を感じる人もいます。自分のだめなところを指摘されてよけいに傷ついてしまうのではないかとか、普段から人と話すのは苦手だから恥ずかしいとか、トレーニングのなかでの様子が上司に伝わって評価されるのではないか、といったものまでいろいろです。しかしこうした不安のほとんどは、最初のセッションで払拭されます。

このように、組織としても、個人としてもさまざまな期待をもたれるのですが、アサーションは、決して人を操るための道具ではなく、また、こういうときにはこう言ったらいいというようなハウツーを教える浅いトレーニングではないのです。

2　トレーニングによってもたらされる効果

さて、それでは実際にトレーニングに参加することでどのような効果が得られ、参加者はどのように変わるのでしょうか。これまでにトレーニングを受けた人のふり返りのなかから、いくつかあげてみましょう。

① 自分の自己表現の傾向についての理解が深まった

・全体的に非主張的だと思っていたが、ときに非常に攻撃的になることもあったことに気づいた。
・自分ではアサーティブなつもりでいたが、相手によってはむしろ攻撃的になってしまうことがあるということが理解できた。
・非主張的だと思っていたが、ときにアサーティブに表現できていることもあることに気づき、自信がもてた。

② アサーションについての理解が深まった

・単に自分の言いたいことを言えばいいというものではないとわかった。
・マニュアル的にハウツーを覚えればよいというものではなく、自己理解と自己決定に基づく奥の深いものであることがわかった。
・コミュニケーションの方法であると同時に、主体的な生き方に裏打ちされたものであるとわかった。

③ 自分に対して肯定的な見方ができるようになった

・自分のことを好きになった。いとおしく感じられるようになった。
・時には弱音を吐いてもいいんだと思えるようになった。
・自分をほめたらそこで成長が止まってしまうとイメージしていたが、むしろ、自分をほめることで楽になり、かえってやる気が出てきた。
・今まで、いつも自分はだめだ、だめだと思ってきたが、今までの自分を「よくやってきた」と思えるようになり、誇りに思えるようになった。

④　他者理解が深まった

・人間は、一人ひとりが本当に違う個性をもったユニークな存在なのだということを身をもって知った。
・非主張的な人に対しては、積極的に聴くというかかわりも、アサーティブであることがわかった。
・叱っているだけでは部下は育たない。ほめることや慰めることも、リーダーとしての大切な役割だということを知った。

⑤　実際の行動上の変化

・部下をほめられるようになった。
・話し合うことを面倒くさがらないようになった。

・自分が言いたいことを言う前に、相手の話に耳を傾けるようになった。
・言い訳がましく理由を言うのではなく、はっきりと断れるようになった。

このように、トレーニングによってさまざまな変化が見られます。こうした具体的な効果とともに、参加者は、自己表現の責任はほかならぬ自分自身にあり、だからこそ変えていくことが可能だということに気づくようです。そして、いくつかのコツとヒントを得ることで、それまでは苦手だった相手や状況に出会っても、自分を抑えすぎたり、反対に相手を犠牲にしたりすることなく、効果的に対処できる可能性が広がってくるのです。

6　トレーニングの効果をより高めるために

アサーション・トレーニングは、参加すれば誰にでも同じような効果が期待できるというものではありません。トレーニングに対する動機づけがどの程度あるか、トレーニング中にどの程度積極的に参加できるか、トレーニング終了後もトレーニングで学んだことを復習するかどうかなど、いくつか重要なポイントがあります。ここでは、トレーニングをより効果的なものにするために押さえておきたいいくつかのポイントをあげておきます。これは言い換えれば、トレーニングを組織として導入する際の留意点ともいえますし、個人として参加する際の心構えともいえます。

1　自主参加が大原則

まず強調しておきたいのは、同じトレーナーから同じトレーニングを受けたとしても、自分の問題意識と積極的な動機づけに裏打ちされた自主参加の人と、上司からすすめられて仕方なく参加した人とでは、トレーニングの効果はまったく異なるということです。

自主参加の人は、アサーションについて事前に詳しくは知らなくても、職場での人間関係で悩みを抱えていたり、自己表現の課題を感じたりしていますから、アサーションを学ぶ準備状態が十分にできているといえます。講義を聴いていても単なる聞き流しにはならず、自分の経験と照らし合わせ考えながら聴くことができますし、疑問を感じることがあれば、最初は戸惑うことはあっても少しずつ積極的に質問することもできるようになり、それによってさらに理解が深まるというよい循環が起こります。また、トレーニングで十分満足のいく結果が得られても、「もっと学びたい」という意欲をもつ人が大勢います。

多くのナースが参加できる半日コースなどは別として、一日コースや基礎コースなど少人数でじっくり取り組むトレーニングでは、こうした動機づけのしっかりした人を優先的に参加させたほうが、全体として大きな成果を上げることができます。上司としては、トレーニングの機会は貴重だから、この際問題のある人を参加させよう、何とか成長してもらおう、と考えるのも無理からぬことかもしれませんが、なかなかその期待通りにはいかないのが現状です。

2　まず管理職の参加を

筆者のこれまでの経験では、中堅ナースに対するトレーニングの依頼が最も多く、次いで看護師長などの管理職対象、そして比較的少ないのが経験三年以下のナース対象のトレーニングです。

トレーニングを受けた人が職場に戻ってよりよく機能するためにも、また、組織のなかにアサーティブな関係を浸透させていくためにも、最も望ましいのは、まず看護師長以上の管理職を対象としたトレーニングを行うことであると考えています。それは、決して管理職の立場にいる人のほうがより自己表現に問題があるからというわけではありません。管理職がまずアサーションを学びアサーティブな自己表現を身につけると、そうした管理職の変化を部下が肌で感じ取り、上司と部下との関係がより円滑なものになります。そして、アサーティブになった管理職を見て、部下たちがアサーションに積極的に関心を示すようになります。

反対に、管理職がアサーションについてよく知らず、自分自身もトレーニングを受けたことがないと、トレーニングを受けてアサーティブになった部下の肯定的な変化を受けとめきれなかったり、誤解したり、さらには部下の成長を妨げたりすることも起こりうるのです。

たとえば、管理職としては、部下がもっと自発的に積極的に仕事に取り組めるようになってほしいと願って、部下をトレーニングに参加させるということがよくあります。そして、トレーニングに参加した部下が以前よりもアサーティブになると、これまでになかった言動を部下がするようになります。たとえば、仕事に対する部下自身の意見を積極的に管理職に発言するように変化するかもしれません。そうした意見が管理職の意見と違わなければ、問題になることもなく、むしろ肯定的な変化と受けとめられやすいでしょう。しかし、それが管理職の意見と一致しないことであると、上司としては「きちんと自分の意見を言えるようになった」と評価するのではなく、「今までは言うことをよく聞いていたのに、生意気になった」とか、「自分の意見を言うようになってわがままになった」と否定的に評価してしまうかもしれません。つまり、本当は、部下はアサーティブに変化したのに、攻撃的になってしまったと誤解し、かえって関係がこじれてしまうということも起こりうるのです。

多くの管理職は、部下がより積極的に主体的に仕事に取り組めるようになってほしいと願っていますが、ときにそれは、自分（上司）の思う通りに（部下が命令されなくても）自発的に動いてほしいという、ある種の二重拘束（double bind）であることがあり、このような場合は、部下がせっかくアサーティブに変化してもかえって否定的に評価されるという矛盾した事態になってしまいます。

また、これもよくあることなのですが、アサーションでは、自分自身が困っているとき、自信がないとき、悩んでいるときに、自分が今そういう状態であることをありのままに認めること、そして、それを他者に表現することもアサーティブな自己表現だと考えます。ところが、部下が自信がもてないことや悩んでいることをアサーティブに打ち明けても、上司にきちんと受けとめて理解してもらえず、むしろ否定されてしまうために、よけいに自信をなくし鬱々《うつうつ》とした気持ちになることがあります。もちろん、「悩んでいるんだからどうにかして」とすべて相手に責任をもたせたり、相手にしがみついてしまうようなことはアサーティブではありません。しかし、仕事をしているなかで、傷つき、悩み、自信を失うことは、誰にでもあることです。大切なことは、それにどう向き合い、乗り越えていくかなのですが、上司のアサーションについての理解が不十分だと、部下のそうした自己表現に否定的なレッテルを貼ってしまいがちです。その結果、部下の話を十分に聴かないうちに、「そんな弱気なこと言っているからだめなのよ」とか、「もっとしっかりしなさい」と一方的に叱る、つまり攻撃的な自己表現をしてしまいます。

こうしたことを防ぐためにも、まず管理職が実際にトレーニングを受け、アサーションの基礎を理解し、自分自身の自己表現の傾向を知り、自己の対人関係を見直し、よりアサーティブな自己表現ができるようになる必要があります。そうすれば、部下の自己表現をよりアサーティブに受けとめることもできるようになり、関係がより親密により円滑になることが期待できます。

しかし、現実的には、アサーション・トレーニングに部下を参加させることには積極的な管理職が、自分自身の参加に対してはさほど積極的でない傾向がみられます。それには、いくつかの理由が考えられます。

まず、第一に、アサーション・トレーニングは問題のある人を矯正するトレーニングだという誤解があるのかもしれません。管理職になれば、誰でも自分の思う通りに働いてくれない部下や、どうかかわったらよいかわからない部下をもつものです。そのような場合、もちろん部下自身の問題もあるでしょう。部下の性格、仕事に対する姿勢や価値観、部下がアサーティブでなく非主張的あるいは攻撃的な傾向が強い場合など、いずれにしても部下自身にも課題があり、変わったほうがよいのかもしれません。しかし、そうした部下とのかかわりで悩んでいるのは、ほかならぬ管理職自身であり、両者の関係の問題でもあるわけです。そうした関係の問題において、相手を変えようとすると多くの場合うまくいきません。

そうしたことは、夫婦関係や親子関係を例に取ってみれば、容易にわかることだと思います。夫婦げんかなどは、たいてい相手を変えようとか相手に自分の気持ちや考えを理解させようと思って必死にやるものですが、そうした夫婦げんかの結末は、多くの場合二人にとって満足のいくものにはならないものです。大切なことは、相手を変えることではなく自分自身を変えることなのです。自分自身が変われば、相手も変わり、結果的に関係がよりよくなる可能性があるのです。管理職がアサーションを学ぶのは、上司と部下との関係においてすべて上司に責任があるからでもなく、上司が悪いからでもありません。よくトレーニングを受けるのはその人に問題があるからだと否定的にとらえる人がいますが、本当はそうではなく、その人自身の変化と成長のためなのです。

第二の理由として、管理的な立場にある人が、自分はもう現場で十分な経験を積んでいるしたくさんのことを勉強してきたから、人間関係のことはよくわかっているし、アサーションを学ぶ必要はないと思っていたり、自分はトレーニングの必要がないほど十分アサーティブだと思っていたりしているのかもしれません。

しかし、いくら経験を積み真摯に仕事に取り組んできた人であっても、一〇〇パーセントアサーティブな人などいません。また、私たちが全国のナースを対象に行った調査でも、経験年数が多くなればなるほど、よりアサーティブになっていく人たちと、より攻撃的になっていく人たちがいることが明らかになりました。人は、自分のことは自分が一番よくわかっているといえる面もありますが、反対に、自分のことほどよくわからないものはないともいえます。人は経験を積み立場が上になるほど、自分に自信をもてるようになりますが、それが裏目に出ると、「自分は正しいのだから何も変わる必要はない」となってしまい、自分自身の成長の可能性を摘み取ってしまうばかりか、他者否定的になってしまいます。

第三の理由としては、もしかしたらトレーニングで自分自身を見つめ直したり自分のことを人に知られたりするのが怖いという気持ちがあるのかもしれません。そうした不安は、多かれ少なかれ誰にでも初めはあるものです。しかし、実際のトレーニングでは、個人のプライバシーにかかわる重要なことを強制的に話させるようなことはしません。むしろ、本人が話したいこと、話してもかまわないことで、日ごろ問題を感じたり悩みを感じたりしていることを話してもらいます。すると、むしろ他のメンバーと問題を共有できたり、解決策のヒントをもらえたりすることもありますし、日ごろ職場で話せなかったことを聴いてもらえて癒されるということもあるのです。トレーニングというと何か非常にしんどいものを連想されるかもしれませんが、実際には非常に面白い楽しい面もあり、ほとんどの人がすっきりした表情でトレーニングを終えることができます。

3　現実的な目標設定とそれに即したトレーニングの実施

すでに述べたように、アサーション・トレーニングは、ベーシック・コースを基盤として、短縮版コース、エンパワーメント・トレーニングがあります。それぞれについて必要な時間、トレーニングでやれることとやれないことが異なります。したがって、まず何を目的としてトレーニングを実施するのかを明確にし、それに合ったプログラムを選択することが必要です。たとえば、院内の多くのナースにアサーションについて知ってもらうこと、関心をもってもらうことが目的であれば、半日コースで十分かもしれませんし、一年間に数回実施する必要もあるかもしれません。しかし、ナースの自己表現能力を高めたい、職場の人間関係を活性化したいというように、トレーニングによって何らかの変化がもたらされることが期待されている場合は、やはりどうしても二日間の基礎トレーニングは欠かせません。

とはいえ、組織のさまざまな事情もあるでしょうし、トレーニングの実際についてわからない面もあるでしょうから、筆者の所属する研究所では、アサーション・トレーニングを導入するに当たってのコンサルテーションを行っています。これは、トレーニングを導入したいと考えている病院などの機関の研修目的やニーズ、予算、組織の実情などをうかがうもので、コンサルタントがトレーナーとの橋わたしをし、どのようなトレーニングが適しているかをアドバイスするものです。

4　トレーニング終了後の取り組み

すでに述べたようなトレーニングの効果を持続させるためには、トレーニング終了後の取り組みも大切です。つまり、アサーション・トレーニングを受けるということは、それが最終ゴールなのではなく、あくまでもスタート地点であるということです。トレーニングで学んだことを日常生活のなかで試し、自分の意志に基づいて続けていかなければ、その効果はすぐに消失してしまうでしょう。時に自分でノートを見てふり返るとか、参考文献を読むとか、仲間と話し合うこと、そして小さな試みをやってみることが必要です。

また、場合によっては、数か月後にフォローアップ・トレーニングを実施するということも有効です。アサーションにかぎらず、研修というものはだいたい数か月もすればその内容の九割くらいは忘れてしまうものです。そうしたことを防ぐためにも、アサーションについて復習し、自分が数か月の間に取り組んだことや変化をふり返り、いくつかのプログラムを体験するなかで、学んだことを根づかせていくことも必要でしょう。

7　トレーナーについて

アサーションについて学びたいと思っているナースは年々増加していますが、その要請に応えられるだけの実力を備えたトレーナーが十分に存在しないのが現状です。したがって、有能なトレーナーを養成していくことは急務です。

トレーナーとして独立してトレーニングを実施できるようになるまでに必要なこととしては、①自分自身が参加者としてトレーニングを受けたことがあること、②トレーナー・トレーニング、③スーパーヴィジョンとコンサルテーション、④トレーニングのオブザーブ体験、⑤コ・トレーナー体験などがあります。トレーナー・トレーニングについては、本シリーズ『カウンセラーのためのアサーション』にゆずるとして、ここではトレーナーとしての倫理という点から少し述べたいと思います。

まず、トレーナーといえども、一人の参加者としてアサーション・トレーニングを受けた経験があることが、ぜひとも必要です。その際、自分自身について何らかの課題や問題を感じていて、それを解決しようという意志が根底にあることが重要です。反対に、自分のことはとくに問題を感じていないけれども、トレーナーになりたいから参加者としてトレーニングを受ける、という態度は望ましいとは思えません。そのような態度は、「自分の力で人を変えたい」という無意識的な野心が働いている場合がありますし、自分の抱えている問題を否認し、他者に投影している可能性もあります。こうした心理は、問題を抱えた人が自分の問題にきちんと向き合わず、自分がカウンセラーになって人の問題を解決したいと思うことと似ています。また、自分には何の問題も課題もないと考える人がトレーナーになってしまえば、課題や問題を抱えた参加者よりも自分が上の立場に立ち、参加者を見下すことにもつながります。人間は誰も完璧にはなりえません。にもかかわらず、自分は何の問題もないからトレーナーになれると考えたり、自分自身に向き合えないということ自体、トレーナーとしての資質に著しく欠けるといわざるをえません。

また、自己表現というのは、マニュアル的にハウツーで教えられるものはそれほど多くありませんし、アサーション・トレーニングは、単なるテクニックの寄せ集めでもなければ、参加者が自分のまわりにいる人を変えるための道具でもありません。さらに、人がどのように自分自身を表現するかは、その人のパーソナリティ、生まれ育った家族環境、価値観や人生観、文化、目標、職場環境など、さまざまな要因が複雑に絡み合っています。

そうしたことをトレーニングのなかで的確に理解し対処するためには、相応の知識と経験がトレーナーには要求されます。心理療法とは異なるものの、それと同等の難しさがあるともいえるでしょう。しかし、残念なことに、現実的にはアサーション・トレーニングを非常に簡単なものだと誤解し、トレーナー・トレーニングはおろか一人の参加者としてトレーニングに参加したことすらない人が、本を読んだだけで講師としてトレーニングを行っているということも耳にします。その結果、トレーニングに参加した人がかえって傷つき自信を失ってしまった、ということもあるようです。

きちんとしたトレーニングを受けず、自分に対する問題意識もなく、トレーナーとしてトレーニングをやろうとすることは、極端な言い方をすれば、カウンセリングの本を何冊か読んでカウンセラーになったつもりでクライエントに面接し、高額な面接料を要求するようなものかもしれません。本当に人のためになるトレーニングをやろうとするならば、トレーナー自身が自分を厳しく律し、たゆまぬ努力をし、他者の自己表現の課題にかかわることに対する謙虚な姿勢が必要だと思います。そうした専門家としての倫理観をしっかりもったトレーナーが、今後、看護の領域でたくさん育ってくれることを期待したいと思います。

8　今後の課題

最後に、看護の世界でのアサーション・トレーニングの今後の課題について、二つほど述べたいと思います。

一つは、トレーニングをより短時間で効果的なものにしていくことです。現在は基礎コースに二日間を要していますが、そのような時間を確保するのは、個人にとっても組織にとっても容易なことではありません。したがって、より多くの人にトレーニングに参加してもらうためにも、基礎トレーニングと同様の効果が一日ないしは一日半のトレーニングで得られるような工夫を模索していかなくてはなりません。そのためにも、さまざまな調査研究を実施し、よりナースに特化したチェックリストの開発を行っていかなくてはなりません。

第二に、怒りなどの攻撃性の扱いです。かつて、日本人は非主張的な傾向が強かったのですが、ここ数年の間に老若男女を問わず攻撃的な人が急速に増えているように思われます。看護の現場でも、以前は、訊きたいことが訊けず、言いたいことも言えないといった非主張的な患者が多かったと思いますが、最近では、自分では何の責任ももとうとせず、自分の権利ばかりを主張する他罰的で攻撃的な患者が増えているようです。また、ナースのほうも、自分の怒りや攻撃性をどう扱ったらよいか悩んでいる人が増えているようです。ある意味では、自己表現の問題も欧米化しているといえるのかもしれません。そうした現状に対処するためにも、トレーニングのなかで怒りや攻撃性をどう理解し扱うかということは、これからますます重要になってくると思われます。

二一世紀を迎え、私たちの生きる社会は急速に変化し、人間関係もますます複雑になっています。そのような時代にあって、専門家として人の援助に携わるということは、非常にやりがいのある仕事である反面、より多くのストレスに見舞われる可能性があります。それゆえに、ますますアサーション・トレーニングは重要なものとなっていくでしょう。アサーション・トレーニングが、ナースの人間関係を改善し、ナース自身のストレスを緩和し、専門家としてエンパワーすることができるように、今後も発展させていきたいと思います。

（野末武義）

6章

ナースが出会う困難をアサーションでどう克服したか

私たちは率直に自分の気持ちを表現し合うことを通して、他者とのよりよい関係を築いていくこと、つまりアサーションしたいと願っています。しかし、それが容易ではないことも実感しているこことでしょう。アサーションすることを阻んでいる要因は何でしょうか。そしてアサーションしたいと思ったとき、どのように取り組んでいけばよいのでしょうか。

この章では、ナースが患者、医師、同僚など職場における対人関係のなかで困難を感じている状況を取り上げ、それを乗り越えるひとつの方法としてアサーションに取り組んだ事例を紹介します。臨床現場ではよく見られる状況だと思われます。ナースが自分自身のものの見方、考え方をふり返り、アサーション権について知ること、そしてアサーティブなものの見方、考え方を学び、実践することによって、自分や他者との関係がどのように変わっていったかに焦点を当てていきます。

なお、これらはナースが実際にアサーションに取り組んだ事例ですが、プライバシー保護のために若干の修正を加えていることをお断りしておきます。また、登場人物はすべて仮名です。

ケース1　がん患者さんへの受け持ちナースの率直な自己表現

がん患者さんにかかわるナースの無力感

山田さんは部署でリーダー的役割を担っているナースです。彼女の勤務する病棟には、がん患者さんが入院しています。患者さんの多くが、がんという病名を告げられて強い衝撃を受け、さらに手術や化学療法などの治療方法の選択にあたって重大な意思決定を迫られ、精神的に動揺し、強い不安や葛藤を体験されています。そのような患者さんにかかわるとき、山田さんはいつも強い無力感におそわれます。苦悩を体験している患者さんを目の前にして、自分は何もしてあげられないという気持ちばかりがつのってくるのです。

山田さんの受け持ち患者のAさんは、幼い子ども二人と妻を家族にもつ四〇代半ばの商社マンで、がんの治療のために入院しています。化学療法による二クールの治療を終えましたが、治療効果がほとんどみられず、そのことを医師から説明されたAさんは、今後に予定されている治療への希望が見いだせなくなり、「どうせ、次の治療だってやってもむだ」と投げやりになり、また「どうして自分ががんにならなければならないのか」と怒りをナースにぶつけてくることもあります。

元々のAさんは明るく朗らかな性格で、いつもナースにねぎらいの言葉をかけてくださる患者さんでした。弱音は吐かず、これまで前向きな気持ちで治療に取り組んできました。入院期間が長くなり、治療効果がまったく現れないという希望をうち砕かれるような経験を繰り返すなかで苦悩し、いらだち、家族やナースに対して怒鳴ったりするのも無理はないと思うものの、自分の死を意識するかのような発言や不安を表出するAさんに対して、山田さんは受け持ちナースとしてどのようにかかわっていったらよいか、どのような言葉を返してあげたらよいかと戸惑い、言葉を失い、その場しのぎの逃げるような対応をしてしまう自分に、嫌悪感すら感じてしまうのでした。

自分の気持ちを明確にする

受け持ちナースの山田さんをはじめ、Aさんを看守る看護チームのナースたちは、カンファレンスでAさんへのかかわり方について検討しました。カンファレンスのなかでは、Aさんの精神状態に応じた看護方法を考えるだけでなく、ナース自身の気持ちや感情、とくにAさんとのコミュニケーションにおいて感じている戸惑いなどの気持ちをスタッフ同士で共有することに焦点を当てました。

受け持ちナースの山田さんは、Aさんの前で言葉を失ってしまう自分の気持ちを仲間と一緒に洞察していきました。それらには「落ち込んでいるAさんを勇気づける言葉が見つからない」「自分が何かを言ったとしても表面的な励ましかできないように思う」「自分が何かを言うことで、もっとAさんを追いつめてしまうのではないかと不安になる」などAさんと話すことへの迷いや不安がありました。また「受け持ちナースとしてAさんをできるかぎり支援しなければと思うけれど、勤務状況からゆっくりと話ができていない」など、受け持ちナースとしての気負いと十分にかかわれていないという思いもありました。

さらに、Aさんの苦悩を目の当たりにして困っている同僚ナースの姿を見ると、「何とかしなくては」という焦りの気持ちが強くなり、その気負いがAさんへのかかわりに負担感をさらに強めていたのかもしれないなどの気持ちをふり返っていきました。そして最終的には「(Aさんは) 治療を続けるかどうか迷っているようだけれど、今、Aさんがどんな気持ちでいるのかを知り、その上で自分たちにできることをAさんと一緒に考えていきたい」と山田さん自身の気持ちを整理していきました。

結果を気にしすぎたり、ナース自身の「こうあらねば」から自分を解放する

山田さんはAさんにかかわり、コミュニケーションを交わした結果、Aさんがどのような反応をするかにとらわれて気にしすぎていたこと、それゆえ、Aさんにかかわることを必要以上に負担に感じてしまっていたことなどの気持ちに、あらためて気づきました。受け持ちナースとしてAさんに何を言うべきか、何を言うことが適切なのかを考えるよりも、Aさんが何を考えているかを知りたいという自分自身の気持ちをまず伝えてみることが大切なのではないか、と考えるようになりました。そこで山田さんは、まずゆっくりとAさんと話す機会をもつこと、Aさんのことをとても心配しているという自分の気持ちを伝えること、そして現在、Aさんがどのような気持ちでいるのかを教えてほしいということを伝えることにしました。

そしてチームメンバーには、Aさんとゆっくり話せる時間がとれるように業務内容の調整などの支援をしてもらいたいこと、Aさんに対してチームメンバー全員がかかわれるように情報共有の方法などを一緒に検討してくれるよう依頼することができました。

ナース自身の気持ちを率直に伝える

その翌日には、山田さんはAさんとの話し合いの時間をつくることができました。

「最近、Aさんとゆっくり話せなくて申し訳ないと思っていました。時間をつくったので少しお話ししませんか」と、山田さんが話しかけたところ、「気にしていてくれたんですか。申し訳ないです。山田さんも知っていると思いますけれどね、あれから検査の結果を聞いてすっかり落ち込んでしまって……」と、それからのAさんは治療継続を迷っている気持ちなど、一気に自分の気持ちを語ってくれました。たまっていた気持ちを一気に吐き出すようなAさんの話しぶりから、何と言葉をかけようかと迷うまでもありませんでした。

山田さんはAさんに対して何かをするのではなく「心配している。Aさんの気持ちに近づきたい」という自分の気持ちを伝えることができました。そしてAさんが率直に自分の気持ちを語ってくださることで、山田さんは以前よりもAさんに近づけたように感じることができました。また、Aさんとの話し合いの機会をもってからというもの、Aさんは自分から病気のこと、治療のこと、家族のことなどさまざまな思いを山田さんに話してくれるようになりました。

山田さんのAさんへのアプローチは、自分の気持ちを率直に表現することでした。山田さんは「受け持ちナースとしてこうあらねば」という思い込みや、結果を気にするあまり、自分の気持ちを明確にした上でAさんとの関係を築いていくことや、その気持ちを率直に表現することができずにいました。また、Aさんに何という言葉を返すべきか、伝える内容にとらわれていたばかりに、その場の山田さん自身の感情をまず表現することができなかったのです。これらの思い込みや気負いを解放させ、山田さんはAさんに関心をもっている、Aさんの気持ちを大切にしたいと思っているという気持ちや態度を伝えるアサーションに取り組みました。そして、これが結果的にはAさんとの関係を深めていく上でのひとつのきっかけとなったのです。

山田さんがアサーションに取り組むことができたひとつの契機は、カンファレンスで同僚に対して自分の気持ちを率直に表現したことといえるでしょう。患者さんへの看護を検討するにあたって、ナース自身の気持ちも大切にできるような看護チーム全体の雰囲気があったことも、山田さんがアサーションに取り組めた背景にあったと思われました。

ケース2　「患者さんの訴えは聴かなければならない」からの解放

患者さんの要求を断れずにストレスをため込む

ナースの佐藤さんは、ここ一か月あまり、ある患者さんのことを考えると気が重くなりがちです。非常に悩み、困っているというほどではないにしても、出勤して、その患者さんとのかかわりについて考えると憂うつになります。

その患者さんというのは、目の疾患で入院している三〇代半ばの男性Bさんです。数回にわたり手術を受けていますが経過は思わしくなく、視力の低下が著しく、将来的には失明の危機も免れないだろうと診断されています。年齢的にも若く、厳しい状況にあるBさんに対して、佐藤さんは自分ができる範囲で力になりたいと考えていました。Bさんを担当した日には、病気や失明に対する不安な気持ちをできるだけ表出してもらえるように訴えに耳を傾けてきました。また年齢的に自分と近いこともあって共通の話題も多く、将来の夢、音楽やスポーツ、趣味の話など病気以外の話題をもつように心がけ、Bさんが少しでも気持ちを紛らわせることができるようにかかわってきました。

Bさんは不安な気持ちを聴いてもらうことで気持ちが楽になるようで、佐藤さんに感謝の気持ちを伝えてくれます。佐藤さんはBさんとのよい関係を築くことができたと思う反面、次第にBさんの話を聴くことが負担にもなってきました。というのも、自分が担当していない日や勤務時間が終わった後でも、ナースステーションにいる佐藤さんの姿を見かけると不安な気持ちを聴いてほしいとBさんから声をかけられるからです。現在のBさんは不安が強いのも当然であり、自分が話を聴くことで楽になるのであればと思って、佐藤さんは自分の仕事を後回しにして、勤務時間以外にもBさんの話を聴いてきました。

こうしたかかわりを続けるうちに、自分を信頼して当てにしてくれていると思う反面、一人のナースとしてというよりは友人や恋人、ときに母親のような役割を期待されているのではないかと感じることもあり、「今日もBさんに話を聴いてほしいと声をかけられるのでは……」と思うと、心中穏やかではいられなくなってきました。同僚からは「またBさんに捕まっちゃったわね」と言われてしまいます。Bさんの話を聴きはじめると三〇分から一時間はあっという間に過ぎてしまいます。そのうちに「その話、前にも聴いたよ。他のナースにも言ってたじゃない」と思うようになり、次第に話を聴く態度に気持ちが入らなくなっているのが、自分でもわかります。

また、忙しい業務のなかでBさんのニーズばかりを優先してはいられません。他のナースに相談したところ、できないことはできないと伝えたほうがよい、勤務時間外の時間を使ってまで話を聴く必要はないと言われ、自分でもそうだなあと思い、ある日、Bさんから声をかけられた佐藤さんは、思い切って自分の気持ちを伝えてみることにしました。「今日は勤務が終わっているけれど仕事がたくさん残ってしまっているのです。時間がないので担当のナースに話してほしいのですが」と伝えたところ、Bさんからは「佐藤さんに聴いてほしかったんだ」という返事。それでも「今度、担当した日にゆっくり聴かせてもらうから」と、その場から逃げるように去ってしまいました。

それからBさんは、佐藤さんに時間外に話を聴いてほしいと言ってくることが、ぱたっとなくなりました。内心ほっとした反面、あれだけ不安に思っていたBさんなのに、自分が断ったせいで気持ちを表出することができなくなってしまったのではないか、不安な気持ちをため込んでしまっているのではないかと、逆に心配になります。断ったときのBさんのさみしそうな表情も浮かんできます。Bさんを傷つけてしまったのではないか、Bさんとの信頼関係が崩れてしまったのではないか、Bさんとの関係をこのままにしてよいのだろうか、それとも断ったときのことを話題にして話をしたほうがよいのかと考えるのですが、答えが見つかりません。正直なところ、話題に出すことで以前のような関係に逆戻りしてしまうことも不安でした。

患者さんのニーズには応えなければならない

佐藤さんがBさんに伝えた内容だけをみれば、「今は話を聴けない。他のナースに聴いてほしい」という佐藤さんの気持ちを表しています。しかし、断った後の佐藤さんに心のわだかまりが残るのはなぜでしょう。それはBさんに声をかけられて断ってしまったことに強い罪責感を感じ、不安と葛藤のなかで悶々としている佐藤さん自身のものの見方、考え方にありそうです。佐藤さんはアサーションについて学ぶ機会を得ました。それはBさんとの関係のもち方を通して自分自身を冷静にふり返り、自分のものの見方、感じ方の傾向への気づきを深めることになりました。

これまで佐藤さんは、疲れていて話を集中して聴けない、聴きたくないと思っていても、自分の仕事を後回しにして無理をして時間をつくってきました。その裏には、断ることでBさんとの関係を壊してしまう不安、Bさんから嫌われたくないという気持ち、患者さんが悩んで相談に乗ってほしいと言っているのに断ってしまうのはナースとして失格ではないかという気持ちや考えがあることに気づきました。葛藤の末、自分の仕事は二の次にして相手のニーズを優先させてきましたが、本当は「話を聴きたい」と思って聴いていたのではなく、「聴かなければならない」という気持ちが優先していました。もちろんBさんの気持ちが楽になればという願いもあったし、すべていやいややっていたわけではありません。しかし、そこに佐藤さんの主体的、積極的な意思はありませんでした。Bさんの話を聴くことを自分で選択して行っているという意識がなかったのです。佐藤さん自身に「本当は断りたいのに断れなかった」という気持ちがあり、断れない責任を自分で引き受けきれないため、先輩から指摘されたように「Bさんに捕まってしまった」という感じが残ってしまったようです。もちろんBさんは佐藤さんに話を聴いてもらえるよう、力づくで捕まえているわけではありません。Bさんにしてみれば、これまでナースに自分の要求を伝えたところ、断られることなくナースが引き受けてくれていたのですから、当然話を聴いてもらえるものだと思っていたかもしれません。「捕まってしまった」と言われるのは不本意なことでしょう。

このような状況が続くなか、佐藤さんは初めてBさんの申し入れを断りました。しかし、結果的にはBさんのさみしそうな顔を見て彼を傷つけてしまったと悩むことになりました。佐藤さんに断られたことによって、Bさんは残念に思ったかもしれません。だからといって、Bさん自身が気持ちを傷つけられたと感じたか、佐藤さんとの関係は壊れたと思ったかどうかはわかりません。それはBさんに聞いてみなければわからないことです。しかし、佐藤さんはBさんを傷つけてしまった、ナースとして自分の行為はどうだったのだろうかと、悩んでしまったわけです。ここでも佐藤さんの考え方の特徴が現われています。どんなに相手を傷つけまいと思って配慮したところで、絶対に相手が傷つかないという保証はありません。相手がどう受け取るかは相手の感じ方次第なのです。むしろ相手が傷ついてしまったと感じたときに、その気持ちを相手に伝え、相手との関係を修復したり、さらに関係性を深めていけるような努力をしていくことが大切なのではないでしょうか。

自分の行動は、自分が主体的に選択し、決める

以上のようなふり返りのなかで、佐藤さんは自分の非主張的な自己表現パターンに気づきま

した。そして関係を壊してしまったかもしれないと悩んでいるよりも、これから自分がBさんとどのような関係を築いていきたいか、そのためにどのようなことができるかを考えました。断ってしまったことを話題にするのもひとつだし、話題にしなくても自分がBさんのことを心配している気持ちを伝えることだけでも関係を続けていけるのではないかと考えられるようになりました。

「傷つけてしまったBさんとの関係を修復しなければと思い込みすぎていた。自分のできる範囲でBさんと関係を新たに築いていこう。現在の関係が最悪なものでは決してない。Bさんとの関係をこれ以上のものにするか、しないか、それは自分が決めてよいのだ」

そこまで考えると、佐藤さんのモヤモヤしていた気持ちが晴れてきたことに気づきました。看護の場面には、適切なタイミングが要求されます。「この時」を逃がさないことがナースのかかわりの効果を左右する重要なポイントになります。しかし、Bさんのケースでは、勤務が終了した佐藤さんが、その時必ずしも訴えを聴く必要があったとは考えにくい状況でした。また、Bさんの看護は佐藤さん一人にまかされているのではなく、ナースは常にチームで患者さんの看護にあたっています。チーム医療あっての看護です。「佐藤さんと話がしたい」と言われたことに対しては、「そう言ってくださるのは、私のことを信頼してくださっているからと受け取りました。ただ、私は夜勤明けでとても疲れてしまって、Bさんの話をゆっくり聴ける状況にありません。私たちはチームでBさんにかかわらせていただいているので、私だけでなく多くのナースがBさんの相談にのらせていただけます。ですから、今日の担当のナースに話してくれませんか」と返すなど、チームでBさんを応援していることを伝える方法も考えました。

その後、佐藤さんはBさんとの会話のなかで、自分が断ったときのことを話題にはしませんでした。切り出せなかったのではなく、切り出さなくてもよいと思ったからです。勤務時間を過ぎた時間にBさんから話を聴いてほしいと言ってくることはありませんが、以前のように「いつ声をかけられるか」と、ドキドキした気持ちでいることはなくなりました。声をかけられたときに、話を聴くか否かは自分の時間とエネルギーの範囲で選択して決めればよいと思えるからです。そのせいかBさんとの会話も自然にできるようになりました。

Bさんの要求を最初に断った佐藤さんの試みは、うまくいきませんでした。伝えた言葉は気持ちを表現する内容であっても、その伝え方は逃げ腰だったり、また伝えた後もモヤモヤした気持ちだけが残ってしまったりしているからです。このことからアサーションは、ある状況で、どのような言葉を使って相手にメッセージを伝えるかというハウツーではないことがわかります。佐藤さんはアサーティブなものの見方、考え方を学び、それを実践することで、はじめて晴れやかな気持ちで患者さんと接することができたのです。

ケース3　チームの連携を促進するアサーティブなコミュニケーション

患者の治療方針をめぐるナースの葛藤

Dさんはがんの再発で入院をしている患者さんです。治癒を目的とした治療は望めず、痛みなどの症状コントロールなどを行っていますが、病気の進行状態からターミナル期にあると判断されます。数年前に病名告知を受けた際の精神的動揺が強く、その様子を見ていた家族は、がんの進行や予後についてはいっさい触れないでほしいと希望しました。そのためDさんには、「病気は以前と比べて進行していない。痛みは以前に手術したところに炎症が起きているもの。炎症をおさえる薬や痛み止めの薬を調整して症状のコントロールがつけば退院する方針」と説明されました。

受け持ちナースの木村さんは、Dさんに病状告知をしないことに対して疑問を抱いていました。Dさんは一時的には動揺するにしろ、自分の病気を受けとめるだけの強さをもっている人ではないかという思いがありました。しかし、家族の強い希望だからと言われると医師の方針に従うしかないように思い、そのことについては何も言い出せませんでした。

一方、Dさんの病状はすすみ、痛みのコントロールが次第に困難になっていきました。Dさんは「先生はがんの再発や進行はないと言うけれど、だったらこの痛みは何なの？」とナースを問いつめます。また、痛みがとれないことで「先生は私のことをちゃんと考えてくれていない」と医師への不信感をつのらせますが、直接医師に不満をぶつけることができず、ナースに訴え続けます。それでも痛みがとれないと、今度は「看護婦さんがちゃんと先生に私の痛みを伝えてくれていないんでしょう」とナースに怒りを向けてきます。適切な疼痛コントロールが図れていないことがDさんの不安を強める大きな要因であることは十分に考えられました。しかし医師に相談しても「薬を変更したばかりで効果を評価しているところだから」と言われてしまいます。木村さんは効果的な疼痛コントロールがなされていないと考え、それを医師に伝えますが「麻薬を増量すれば本人ががんの進行を疑うだろう。そのときにどうやって説明するのか。薬の増量や検討は慎重にやっていく」の一点張りです。Dさんの不信感はますますつのるばかりです。

ナースの間では、Dさん本人に真実を伝えたほうがよいのではないかという意見も出ています。Dさんに問いつめられ、怒りをぶつけられるナースは、自分たちには何も状況を変えることができない無力感を感じ、その怒りは主治医に対して向けられます。「先生がちゃんと患者さんに説明してくれないから」「患者さんへの説明にしてもナースには何の相談もない」「先生は病棟にきたときだけ患者さんに会えばすむけれど、私たちは一日中不満を聞かされ、怒りをぶつけられている」といった具合です。Dさんと同様にナースの不満も直接、医師に伝えられることはありません。当然、医師とナースの関係もぎくしゃくしてきました。

チームの協働のための場をつくり、率直な自己表現を試みる

木村さんは、この状況を打開するためには医療チームメンバーで問題状況や方針を共有することが不可欠であると考え、多職種合同のカンファレンスを開くことにしました。とはいえ、木村さんの気持ちは重いものでした。「何を話し合ったらよいのだろうか。薬の処方について医師を責めても始まらない。だけどDさんの痛みをとってあげられる方法だけでも検討したい。そのために何ができるのだろうか……」。木村さんのなかで答えが出ないままカンファレンスが始まります。

カンファレンスに参加するのは主治医、ナース、精神科医、薬剤師といったDさんにかかわっているさまざまなメンバーです。さまざまな立場からDさんの状況について意見を出し合い、

疼痛コントロールや今後の対応について話し合いますが、疼痛コントロールに関する主治医の考えは変わりません。話し合いは堂々めぐりとなり、結局、答えが出ぬままにカンファレンスが終わるかと木村さんはあきらめの気持ちを感じはじめました。「これまで麻薬の増量を医師に理解してもらうことばかり考えてきたけれど、ナースの思っているように医師が処方を検討してくれないことが問題なのだろうか……」「チームメンバー間で本当に問題点が共有できているのか?」「現在の問題点は何なのだろう?」。

そしてDさんへの病状説明以来、木村さんの気持ちのなかにあった思いや考えを率直に伝えてみることにしました。

「Dさんの病気のことなのに、病状説明にしても痛みのコントロール方法にしても、本来はDさんが主役なのに、Dさんの意見が反映されることなく置いてきぼりにされている感じ。私たち医療者や家族の考えだけで進めてきたように思う。これでいいのかなあ。Dさん自身がもっと治療に参加できるような方法を考えていけないかなあって思うんですけど……。たとえば、麻薬の増量や他剤の併用についてDさんの希望や意見を確認するのもひとつの方法ではないかと思うのですが」

木村さんは自分の意見を述べながら、ずっと自分の心のなかにあったモヤモヤした気持ちの根元がどこにあるかが明確になりました。「患者主体の医療」とはいうけれど、Dさんの意思が治療に反映されていないことが問題点なのだと。カンファレンスに参加していたメンバーは、木村さんの意見に皆がうなずき、同意を示しました。そして痛みのコントロールがDさんの精神的安定には不可欠であること、鎮痛剤を増量することでDさんの疑念や不安が強くなることも考えられるが、どのような反応が出るにしても痛みをとることを優先させる必要があること、それにDさんの意思を反映させることは可能であり、そうすることがDさん中心の医療につながることを確認し合うことができました。

はじめは難色を示した主治医も、精神科医、薬剤師、そしてナースの意見になかば押されるような形になりましたが、最終的には疼痛コントロールの方法についてDさんに相談し、処方を検討することを約束しました。

課題解決のためのアサーション

難行していた状況から、それぞれが納得できる解決策を見いだすことができた経緯には何があったのでしょう。チームのなかで何が起こったのでしょうか。チームが協働するきっかけとなった木村さんの発言を、DESC法の表現方法で検討することで、手がかりがつかめそうです。

①　Dさんの病気のことなのに、病状説明にしても痛みのコントロール方法にしても、本来

はDさんが主役なのに、Dさんの意見が反映されていない。私たち医療者や家族の考えだけですすめてきた。↓描写する（D）

② Dさんが置いてきぼりにされている感じ。これでいいのかなあ。Dさん自身がもっと治療に参加できるような方法を考えていけないかなあって思うんですけど。↓表現する（E）

③ たとえば麻薬の増量や他剤の併用についてDさんの希望や意見を確認するのもひとつの方法ではないかと思うのですが。↓提案する（S）

木村さんは意図的にDESC法を活用したわけではありませんでした。自分の提案を周囲が「イエス」と言うか「ノー」と言うかまでは考えていなかったので、選択肢（C）までは表現されていません。木村さんはもどかしい気持ちを抱えながら率直に自分の気持ちを表現しました。それは自分の意見や考えを相手に押しつけたり、自分の思い通りにチームを動かそうと意図したものではなく、「Dさんの意思が反映されない形で医療がすすんでいる」という客観的事実として語られました。それによってチームメンバーが問題点を共有し、話し合うための基盤がつくられたといえるでしょう。その上で「Dさんが治療に参加できる方法はないだろうか」という提案は、メンバーに受け入れられるものとなり、目的を共有することでチームが協働できたのではないでしょうか。今後も患者さんを中心にしてチームメンバーが協働できるようなアサーションに取り組めるよう、カンファレンスでチーム内に起こったことをナースとともにふり返っていきました。

その後もDさんの痛みのコントロールは容易ではなく、不安な気持ちの表出や、医師やナースへの訴えの多さにも大きな変化はありませんでした。しかし、チーム内の葛藤が軽減したことは明らかでした。まず疼痛コントロールが困難な状況に対して主治医が「僕も本当に困っちゃってるんだ」と、ナースに率直に表現するようになりました。これまで威圧的だった主治医がナースに自分の気持ちをもらすようになったことで、ナースは医師を身近に感じ、以前よりも率直に話し合えるようになり、これまで医師に向けられていたナースの怒りの気持ちはなくなりました。そして、Dさんの不満や訴えの多さは不安の裏返しとして客観的にとらえ、それにナースがつきあうことができるようになりました。

ケース4　苦手な先輩とどうつきあうか

職場の対人関係でストレスをため込む

伊藤さんは内科病棟で三年間働いた後、自分のキャリアアップを考えて外科病棟への配転を希望しました。しかし、実際に配置されたのは集中治療室でした。予期せぬ部署への異動に不安や戸惑いは大きかったものの、伊藤さんは「何ごとも勉強」と気持ちを切り替えて新しい職場に慣れるようにがんばってきました。初めて扱う最先端の医療機器、体験したことのない処置を覚えるために夜遅くまで勉強する毎日が続き、緊張や疲労がたまります。病棟ナースとしての経験があるとはいっても専門性の高い集中治療室では、初めはひとつひとつ先輩に教えてもらい確認してもらわなければできないことばかりです。新人ナースであれば仕方ないと思えたかもしれません。しかし、経験がある分、何もできない自分に直面することは、伊藤さんにとって非常につらい体験でした。そしてとくに耐えられないと感じているのが、ある先輩ナースの指導の仕方や接し方でした。

自分ができていないことを指摘されたり注意を受けることには納得がいきます。しかし、その先輩は、重箱の隅をつつくような些細なことを取り上げては威圧的な態度で怒鳴りつけるのです。まわりで聞いていた医師から「もういい加減にしたら」と苦笑いをされたこともありました。納得がいかないことで意見でも言おうものなら「ここではここのやり方でやってちょうだい」と感情的になって激しく責め立てられるか、しばらくは声をかけても無視をされるために仕事に支障をきたすかのどちらかです。伊藤さんに聞こえているのを知ってか知らずか「あの人、これまで本当にナースをやってきたのかしら？」と、他のナースに話している声も耳に入ってきます。

ある時、患者さんの処置をしている際に必要物品が不足して医師から注意を受けたことがありました。処置がはじまる前に伊藤さんは、その物品を用意するか否かを、その先輩に相談していました。しかし必要ないと言われてわざわざ準備しなかったのです。医師から注意を受けていたときに先輩も聞いていましたが、そのことについては知らぬふりです。普段であれば伊藤さんの準備が不十分であったことを責め立てたでしょう。しかし自分にも責任の一端があるため、一切触れずじまいでした。伊藤さんは理不尽な思いでいっぱいでしたが、先輩には何も言えませんでした。自分がきちんと準備ができなかったことには変わりないのだからと、自分を納得させたのでした。

伊藤さんはとても惨めでした。そして先輩に対する怒り、嫌悪感、そして軽蔑の気持ちは日増しに強くなります。出勤して先輩の顔を見なければならないと思うだけで胃が痛くなり、食欲は落ち、夜も熟睡できない状態が続きます。仕事にも集中できず、小さなミスが続いてしまいました。「いつか大きな事故を引き起こしてしまうかも」と考えると怖くなり、「こんな思いをしてまで仕事を続けなくてもいいじゃない」と、退職を考えるようになりました。しかし先輩のせいで自分が仕事をやめるのも悔しく思え、仕事ができずに逃げ出したとせせら笑っている先輩の顔が浮かんできます。いつかは先輩を見返してやろうという気持ちだけでがんばってきましたが、仕事を続けていく自信をすっかりなくしてしまい、この先どうしたらよいかわからなくなってしまいました。

そんなとき、伊藤さんはアサーションについて学ぶ機会を得ました。

ダメな私が一〇〇パーセント

伊藤さんは先輩の人を人とも思わないような態度に腹を立て、先輩のせいで自分はこんなにも苦しいのだとばかり考えてきました。しかしアサーションを学ぶにつれて、伊藤さんは先輩への怒りや恨みの気持ちから視点を変え、この数か月間の自分自身をふり返ってみるようになりました。

伊藤さんにとって配転してからの数か月というのは、先輩からできていないこと、失敗したことばかりを指摘されては注意を受ける毎日でした。夜遅くまで勉強し、自分なりに努力をして新しい業務を遂行できたとしても、周囲からみれば「できて当然」なのです。できたことを評価されることは、ほとんどありませんでした。こうした体験を繰り返すうちに、伊藤さんは自分の否定的な面しか見えなくなりました。新しい仕事を覚え、失敗しながらも何とかがんばっている自分には目がいかず、「ダメな私が一〇〇パーセント」になってしまっていたのです。むろん自己評価は下がり、自尊感情も低下します。そして困難な状況を自分は乗り越えていけるだろうという自分への信頼、つまり自信をすっかりなくしてしまったのです。

伊藤さんが自分のすべてを否定的に評価してしまったのは、ひとつには先輩の威圧的、攻撃的な態度やできていないことばかりを評価しがちな指導方法が影響していたといえるでしょう。では、伊藤さんが新しい部署で生き生きと働けるようになるには、先輩がやさしく指導してくれるほかはないのでしょうか。一人前に仕事ができるまで我慢に我慢を重ねるしかないのでしょうか。

非合理的な思い込みから自分を解放させる

伊藤さんは自分のものの見方、考え方の傾向に気づくことで困難な状況を乗り越えるための糸口を見つけることができました。

まず、伊藤さんは新しい部署で一人前に仕事ができないことについて自分がどのように感じていたかをふり返りました。以前の部署では自立して働き、後輩にも的確に指導ができると周囲から評価されていた伊藤さんでしたが、新しい部署で先輩から大きな声で怒鳴られたり、できていないことを指摘されることは受け入れ難いことでした。先輩から注意されたり怒られたりしている自分を格好悪いと感じ、他のナースや医師からどのように見られているのだろうかと、まわりの目がとても気になりました。なぜなら、仕事ができない人と思われるのはたまらなく嫌だったからです。しかし一方で、先輩に指導を受けながらでしか仕事ができない自分は劣っていると、気持ちのどこかで感じていたのです。そして仕事ができないうちは仕事のできる人に従うべきだと考え、たとえ理不尽な相手の言い分に対しても、自分には何も言う権利はないのだと勝手に決めつけてしまっていたのでした。

伊藤さんは、自己評価のクセや自分自身の非合理的な思い込みが先輩の指導に対する自分の受け取り方に影響していること、それによって必要以上に自分を苦しくさせていたのではないかと考えるようになりました。ここまでふり返ると八方ふさがりの状況に抜け穴を見つけたような気持ちになれました。

自分で自分を大切にする

それから伊藤さんがしたことは、自分の良いところ探しでした。はじめはできなかったけれど数か月の間に一人でできるようになったことを見つけたり、患者さんからの感謝の言葉を意図的に思い出したりするようにしました。また仕事に不慣れなことを「劣っていること」と決めつけないようにしました。そして周囲の目を気にし、周囲からよく思われたいなど周囲の評価にまかせるのではなく、新しい挑戦を試みてがんばっている自分を認め、ほめてあげることが何よりも大切なのだと思うようになりました。それから伊藤さんは先輩から大切にされていないと思っていましたが、自分で自分を大切にできていなかったことに気づきました。がんばっている自分を認められなかったこともそうです。理にかなわない先輩の意見が押し通されそうになっても自分の意見は引っ込めて、黙って従ってしまっていたこともそうです。それは、自己表現することでさらに先輩からひどい扱いを受けないよう自分を守る方法だと思ってきました。しかし、自分の意見や気持ちはとるに足らないと言っているようなものであり、自分で自分を踏みにじってきたことに気づきました。そして結果的には、自分を守るどころかストレスをため込み、退職まで考えざるをえなくなってしまったのです。

伊藤さんはアサーション権について学び、自分の気持ちや意見を率直に表現することは基本的な人権であることを確信しました。そして、自分を大切にするためにも率直に自分の意見を先輩に伝えていこうと決心したのです。もともと負けん気の強い努力家の伊藤さんでした。「一度は退職も考えたんだ。やめる気になれば何だってできる」と、伊藤さんはアサーションする自信を取り戻しました。

ある時、伊藤さんは、いつものように大きな声で怒鳴っている先輩に対して「もう少し小さな声で教えてもらえませんか？　怒られているようで恥ずかしいです」と、言うことができました。これを言うために、前もってセリフをつくって練習をしたのです。先輩は「別に怒っているわけじゃないけど……」と口ごもってしまい、声のトーンが落ちました。それから伊藤さんは、素直に先輩の説明を聞くことができました。先輩は相変わらず苦手ではあるけれど、伊藤さんは今でも集中治療室で仕事を続けています。

四つの事例において、いずれのナースも職場における対人関係のなかで不安や葛藤を抱いていたり、うまくやれていない自分を意識させられるようなストレスフルな状況に遭遇していました。ナースたちは自信を失い、自分には困難な状況を乗り越えられないだろうという無力感を抱き、何も行動できずにいました。しかしアサーションについて学ぶことは、自分自身への気づきを深め、状況を変えうる力が自分にあることに気づくきっかけになりました。そして何もできないと感じていた困難な状況を乗り越えようと主体的に行動できるようになったのです。

このプロセスを通して、葛藤に満ちた他者との関係がよりよい方向へと変化していきました。また対人関係におけるストレスをため込まず、生き生きと働くための糸口を見つけることにつながったといえるでしょう。

（福田紀子）

あとがき

私の現任校でも前任校でも、社会人入試を行うと必ずナースの受験生が何人かいました。民間のカウンセリング教育機関などでも同じような現象が見られます。臨床心理学やカウンセリングを学ぼうとする背景にはそれぞれみなさんの思いがあるのでしょうが、心に注目したケアが必要だと考え、実践したいと思うナースの方々が増えていることがよくわかります。たぶん、学生時代にはほとんど臨床心理学やカウンセリングを学ばなかったのでしょう。みなさん問題意識をはっきりもち、たいへん熱心に勉強されていました。

しばらく前のことですが、私はあるところで何年間かナースのためのカウンセリング研修をやらせていただいたことがあります。それまでは主に教育の領域で仕事をしてきた私にとって看護の領域はあまりなじみがなく、とにかく一生懸命に勉強した記憶があります。そしてどのように研修のプログラムを組み立てるかをいろいろ試行錯誤した結果、自己理解・他者理解のエクササイズ、傾聴訓練、面接のロールプレイなどに加えてアサーション・トレーニングの一部を取り入れてみました。

その理由はいろいろあったのですが、まずカウンセリング研修ではどうしても傾聴することに力点が置かれる結果、積極的にかかわることが忘れられがちになってしまうということです。もちろん傾聴することはたいへん大事であり、また難しいことですので、これだけでもきちんとできるようになることは、むしろ積極的に押し進めるべきことかもしれません。それに傾聴すること自体がアサーションのひとつですから。しかし、短期間の研修で、聴くこととかかわることの基本を学んでいただくためには、アサーションのコツ、方法のようなものも知ってほしいということが、私の頭のなかにありました。

それからもうひとつは、ナースのみなさんはアサーティブになりづらい傾向があるのではないかと思っていたこともありました。その理由や背景は本書のなかで詳しく述べられていますのでここでは繰り返しませんが、実際それを研修のなかで感じることが何度かありました。私が研修の場面で気になったのは、対患者さんの場面でかなり攻撃的な傾向が出てくるということでした。その例を二つあげてみましょう。

たとえば逐語記録の検討中に、手術に対して不安をもっている患者さんに対して「見かけによらず意気地がないんですね」とさらっと言う場面があったのですが、それに対して「信頼関係があれば言ってもいいんじゃないか、私たちも言うことがある」という発言があり、それにうなずく人が何人かいたことがありました。ナースの立場からするとこのように言うことで患者さんを励まし、気持ちを前向きにしたいとの思いがあるのでしょうが、それがその意図の通りにうまくいっているのかどうか、疑問に思ったことがありました。

もうひとつかなり説得的あるいは操作的な傾向が強いという印象もありました。これは一見攻撃的には見えないのですが、患者さんの気持ちを無視して今、やってほしいことを一方的に伝えるというひとつの攻撃的なパターンです。具体的には、最初から「あなたはこうしなければならない、こうすることがよいこと（必要なこと）だ」という考え方があり、それをいかにして相手にわかってもらい、気持ちを変えさせようかということに一生懸命になりやすいということです。自分は正しいことを言っていて、それを聞かない相手が悪いという考え方になってしまいます。これは結果として理屈を押しつけることになり、相手の気持ちに目をつぶることになったり、自分の気持ちも置き去りにしてしまうということが起こってきます。

相互尊重のコミュニケーションであるアサーションはお互いの気持ちを尊重し合うという姿勢が基本にあります。そのためには相手の気持ちにも、そして自分の気持ちにも敏感になってそれを理解し、また表現していくことが大事です。ナースだけでなく広い意味での援助職の方々には自分の気持ちを表現しない（表現することが苦手な）人が多いようです。相手の気持ちに共感するだけでなく、こちらの気持ちを伝えるということでさらに人間味が伝わり、親しみやすくなっていきます。そして、それが援助の一端にもなるような気がしています。

以上のようなことから、私はナースのみなさんには、ぜひアサーションの勉強をしていただきたいと思っていたのですが、今回出来上がった本書は私のこうした願いを満たし、まだおつりがくるような内容豊富なものになったと思います。理論的な説明は最小限にし、事例をたくさん入れたことで、たいへん身近でわかりやすくなったと思います。

ナースの方はもちろん、それ以外の援助職の方がとくにチームで仕事をする場合には、本書に示されている多くの事例から学ばれることが多々あると思います。隣接領域のみなさまにはその事例の根底に流れているアサーションの考え方と方法をまた取り入れていただけたら、たいへんありがたく思います。

最後になりましたが、何度も編者の注文に応えていただいた各執筆者と、金子書房の真下清編集部長、さらに細かく行き届いた編集作業でわれわれを励ましていただいた渡部淳子さんにお礼を申し上げます。

二〇〇二年九月

沢崎達夫

アサーション関連参考資料

図　書

アルベルティ、R E&エモンズ、M L／菅沼憲治・ハーシャル（訳）『自己主張トレーニング——人に操られず、人を操らず』東京図書　一九九四

ディクソン、A／竹沢昌子・小野あかね（監訳）『第四の生き方——「自分」を生かすアサーティブネス』柘植書房新社　一九九八

ドライデン、W／國分康孝・國分久子・國分留志（訳）『論理療法入門——その理論と実際』川島書店　一九九八

エリス、A／野口京子（訳）『理性感情行動療法』金子書房　一九九九

エリス、A／本明　寛・野口京子（監訳）『ブリーフ・セラピー——理性感情行動療法のアプローチ』金子書房　二〇〇〇

エリス、A&ハーパー、R／國分康孝・伊藤順康（訳）『論理療法』川島書店　一九八一

フェルプス、S&オースティン、N／園田雅代・中釜洋子（訳）『アサーティブ・ウーマン』誠信書房

一九九五
平木典子『自分の気持ちを素直に伝える52のレッスン――ほめ上手になれる本』大和出版　二〇〇一
平木典子『言いたいことがきちんと伝わる50のレッスン――話し上手になれる本』大和出版　二〇〇〇
平木典子『自己カウンセリングとアサーションのすすめ』金子書房　二〇〇〇
平木典子「アサーティブネス・トレーニング」『こころの看護学』第二巻一号　四一〜四五頁　星和書店　一九九八
平木典子『いまの自分をほめてみよう――元気が出てくる心の法則』大和出版　一九九六
平木典子「アサーション・トレーニング」日本保健医療行動科学会年報　十一、八五〜九二頁　一九九六
平木典子『アサーション・トレーニング――さわやかな〈自己表現〉のために』日本・精神技術研究所（発行）・金子書房（発売）　一九九三
平木典子・沢崎達夫・土沼雅子（編）『カウンセラーのためのアサーション』金子書房　二〇〇二
平木典子他『心を癒す「ほめ言葉」の本』大和出版　一九九八
小島道代『中国・四国地区国立大学病院看護部長・副看護部長会議：看護ジレンマ対応マニュアル――患者中心の看護のための医師とのコミュニケーション』医学書院　一九九七
成田善弘『改訂版　精神療法の第一歩』精神科選書7　診療新社　二〇〇〇
野末聖香「看護のこんな場面でもアサーティブな自己表現が求められている」『ナース専科』二月号二五〜二八頁　ディジットブレーン　一九九六
野末武義「アサーション（自己表現）トレーニング」『こころの看護学』第三巻一号　三三〜三六頁

星和書店　一九九九
野末武義・野末聖香「ナースのアサーション（自己表現）に関する研究（一）――ナースのアサーション（自己表現）の特徴と関連要因」精神保健看護学会誌　十（一）、八六～九三頁　二〇〇一
パルマー、P／eqPress（訳）『自分を好きになる本』径書房　一九九一
パルマー、P／eqPress（訳）『ネズミと怪獣とわたし』原生林　一九九四
笹鹿美帆子・菅野由貴子（監修）「クリティカルパスの使い方」『ナーシングトゥデイ』第十三巻六号（五月臨時増刊号）、一二～一七頁　日本看護協会出版会　一九九八
シェネバード、M／藤田敬一郎・杉野元子（訳）『ナースのためのアサーティブ・トレーニング――さわやかに自分を主張する法』医学書院　一九九四

ビデオテープ

平木典子（監修・指導）
第一巻『アサーション・トレーニングの理論とその背景』チーム医療　一九九六
第二巻『アサーション・トレーニングを学ぶ』チーム医療　一九九六
平木典子・田中早苗（監修）『セクハラがなくなる話し方・接し方』日本経済新聞社　一九九九

編　者

平木典子（ひらき のりこ）

日本アサーション協会代表

1936年　中国東北（旧満州）生まれ。津田塾大学英文学科卒業。ミネソタ大学大学院修士課程修了。立教大学カウンセラー，日本女子大学教授，跡見学園女子大学教授，東京福祉大学大学院教授を歴任。臨床心理士，家族心理士，認定カウンセラー。専門は，家族心理学・家族療法。主な著書に『新版 カウンセリングの話』『カウンセリングとは何か』(ともに朝日新聞社),『カウンセリング・スキルを学ぶ』(金剛出版),『図解 自分の気持ちをきちんと〈伝える〉技術』(PHP研究所) などがある。

20代の頃は,「メサイア」「第九」「マタイ・ヨハネ受難曲」などを年1～2回演奏するアマチュアの合唱団で，歌に明け暮れる日々を送っていた。

沢崎達夫（さわざき たつお）

目白大学高等教育研究所教授

1952年　静岡県生まれ。東京教育大学教育学部心理学科卒業。同大学大学院修士課程修了。筑波大学心理学系講師，大正大学助教授，教授，目白大学教授を経て，現職に。臨床心理士，日本カウンセリング学会理事。専門はカウンセリング。主著に『学校カウンセリング辞典』(編著，金子書房),『登校拒否』(共著，金剛出版),『臨床心理リーディングガイド』(編著，サイエンス社) などがある。

下手なギターの弾き語りでストレスを解消しているベンチャーズ・ビートルズ世代である。しかし，年のせいか1960年代後半から70年代にかけての曲に偏っているのが難点である。

野末聖香（のずえ きよか）

慶應義塾大学看護医療学部教授

熊本県生まれ。高知女子大学家政学部看護学科卒業。聖路加看護大学大学院修士課程，同大学院博士課程修了。看護学博士。日本医科大学附属病院，聖路加国際病院看護師，聖路加看護大学講師，横浜市立市民病院リエゾン精神看護専門看護師を経て，現職。主な著書に，『リエゾン精神看護――患者ケアとナース支援のために』(編著，医歯薬出版),『精神看護スペシャリストに必要な理論と技法』(編著，日本看護協会出版会),『明解看護学双書 3 精神看護学』(共著，金芳堂),『ナースによる心のケア・ハンドブック』(共著，照林社) などがある。

看護師がアサーティブになれば医療はもっと良くなると確信し，アサーション・トレーニングに取り組む。

執筆者（執筆順）

野末聖香（のずえ きよか） 編 者
平木典子（ひらき のりこ） 編 者
沢崎達夫（さわざき たつお） 編 者
片平好重（かたひら よしえ） 横浜市立市民病院 リエゾン精神看護専門看護師
野末武義（のずえ たけよし） 明治学院大学心理学部教授
福田紀子（ふくだ のりこ） 慶應義塾大学看護医療学部准教授

（所属・肩書きは2023年２月時点のものです）

[アサーション・トレーニング講座]
ナースのためのアサーション

2002年12月20日 初版第１刷発行 検印省略
2025年３月10日 初版第21刷発行

編 者 平木典子
沢崎達夫
野末聖香
発行者 金子紀子
発行所 株式会社 金子書房
〒112-0012 東京都文京区大塚3-3-7
電 話 03-3941-0111
ＦＡＸ 03-3941-0163
振 替 00180-9-103376
URL https://www.kanekoshobo.co.jp

印刷 藤原印刷株式会社
有限会社井上製本所

ISBN978-4-7608-9533-5 C3011 Printed in Japan